Vanessa LEE-JONES

STRESS POST-TRAUMATIQUE

HUMAINS & EQUINS

La médiation animale à l'écoute de nos soldats.

Horse assisted education to help our soldiers.

STRESS POST-TRAUMATIQUE
HUMAINS & EQUINS

La médiation animale à l'écoute de nos soldats

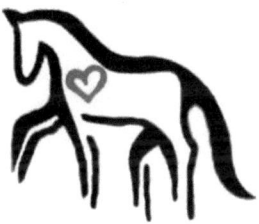

Horse assisted education to help our soldiers

VANESSA LEE-JONES

Stress Post Traumatique, Humains & Equins

La médiation animale à l'écoute de nos soldats

Animal assisted education to help our soldiers.

Vanessa LEE-JONES

Auteure : Vanessa LEE-JONES

English Translation : Sylvana LEE-JONES

Correction Version Française: Alain WEISS

Relecture version Française: Chloé DALESME

©2017, Vanessa LEE-JONES

Editeur: BoD – Books on Demand

12/14 rond-point des Champs Elysés, 75 008 Paris

Impression: BoD – Books on Demand, Allemagne

ISBN: 978-2-3221373-9-8

Dépot legal : Janvier 2017

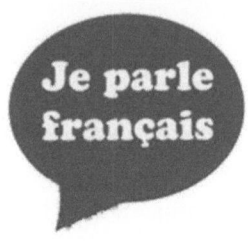

Table des matières

Introduction

I. Définitions

II. Histoire

III. Comment ça marche ?

IV. Le choix de l'animal et de son éducation

V. Mot de la fin

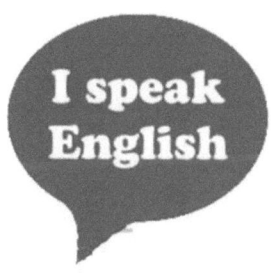

Contents Page

Introduction

I.Definitions

1. PTSD (Post Traumatic Stress Disorder).

2. Animal Assited Education.

II.History

1. The horse and its service to the Army.

2. Sergeant Chief Reckless.

III.How does it work?

1. Horse assisted education with the soldier.

2. Horse assisted education with the family and entourage.

IV.The choice of animal and its education

1. Animal awareness

2. Animal ethics.

3. Animal choice.

V. Final word

A propos de l'auteure

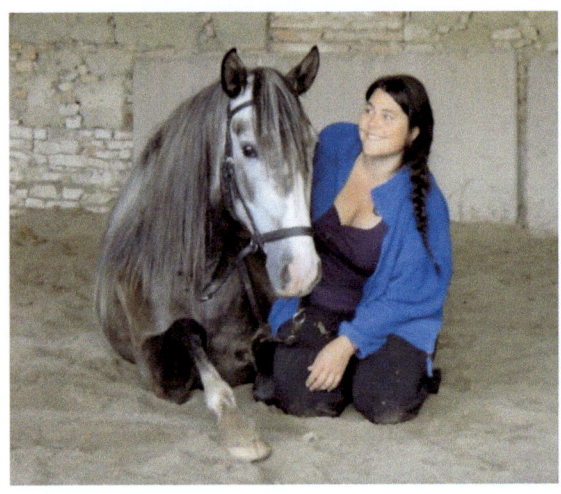

Vanessa Lee-Jones partage son enfance et son adolescence entre La France et Le Royaume-Uni. Baignant dans un univers de spectacle et d'aventure animaliers, Vanessa s'imprègne d'une fibre naturelle pour les animaux.

Malgré des études littéraires en France et un cursus universitaire en Pologne, Vanessa suivra les traces de sa mère, et se lance dans le dressage animalier pour le spectacle vivant et le cinéma.

Après plusieurs années et avec plus d'une vingtaine de spectacles et tournages à son actif (Da Vinci Code de Brian Grazer, Otto Witte du Théâtre du Centaure, Hugo Cabret de Martin Scorcese...), elle décide de partager son savoir et son expérience pour le bénéfice des animaux et des humains, en valorisant cette précieuse relation homme/animal.

About the author

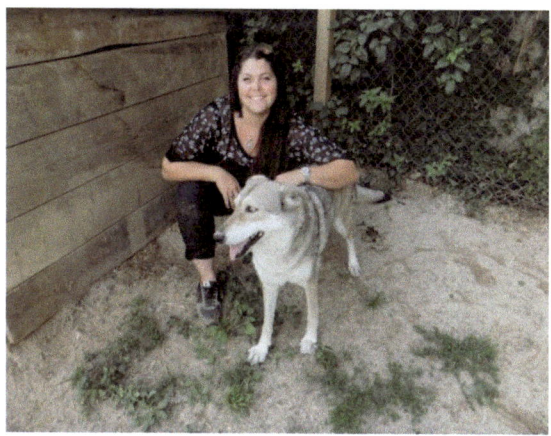

Vanessa Lee-Jones spent her childhood between France and The United Kingdom. Immersed in the universe of animal entertainment and adventure, Vanessa grew up with a natural vibe for animals.

Despite literary studies in France and a university program in Poland, Vanessa decided to follow in the footsteps of her mother, and launched into animal training for live performance and cinema.

After several years and over twenty shows and film shoots to her credit (Da Vinci Code by Brian Grazer, Otto Witte by the Theater of the Centaur, Hugo Cabret by Martin Scorcese), she decided to share her knowledge and experience to amplify the benefits of animal/human partnership, and to emphasize this invaluable relationship.

En 2013, Vanessa devient Présidente de L'association "Vivre à Plein Temps" fondée par sa mère Wanda en 2002. Cette association à but non lucratif a pour objectifs d'offrir à tout le monde l'occasion de mieux vivre épanoui grâce au contact de l'animal tout en le respectant dans une éthique parfaite.

En 2014, Vanessa obtient son diplôme reconnu par l'Etat, de Comportementaliste-médiateur pour animaux de compagnie (www.eapac.fr) et suit le programme international de HorseDream licensed partnership (www.horsedream-international.com). Elle devient alors membre de L'Association Européenne pour l'Education assistée par le cheval (www.eahae.org).

In 2013, Vanessa became President of The association " Vivre à plein temps " founded by her mother Wanda in 2002. This association has a non profit-making purpose. Its objective is to offer to all the opportunity to feel better and to live more in harmony thanks to the contact of the animal and by passing on the animal respect and ethics. In 2014, Vanessa obtained her diploma recognized by the French State of behaviorist for pets (www.eapac.com) and achieved the international HorseDream licensed partnership (www.horsedream-international.com) and became a member of The European Association for Horse Assisted Education (www.eahae.org).

<u>INTRODUCTION</u>

Le sujet de cet ouvrage concerne la médiation animale comme aide autant aux soldats souffrant d'un Stress Post Traumatique (SPT) qu'à leur entourage.

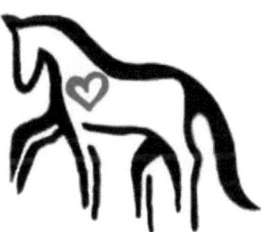

Throughout this book I am going to tackle the concept of animal assisted education used in aiding soldiers suffering from Post Traumatic Stress Disorder (PTSD), and the people surrounding them.

Je vais vous raconter mon histoire. Celle d'une jeune fille britannique née au Pays de Galles en 1986. Fille d'un chauffeur routier et d'une éleveuse de chevaux, dont la France est devenue le pays d'adoption avec aujourd'hui plus de 20 vingt ans de vie commune !

Je vous parlerai de mon expérience et de mes inspirations acquises auprès d'hommes et de femmes qui ont « signé » pour un métier difficile, trop souvent stigmatisé et qui souffrent de séquelles qui envahissent leurs vies au-delà de ce qu'on pourrait imaginer.

Selon une étude menée au Canada entre 2001 et 2008, 13,5% des soldats canadiens déployés en Afghanistan souffraient de troubles psychiques, soit plus d'un sur dix.

Aux Etats-Unis, d'autres études récentes recensent jusqu'à 22 suicides par jour chez les vétérans d'Irak et Afghanistan.

Tous les grands films de guerre romancés font croire qu'il suffit de survivre à l'action du terrain, qu'il suffit de rentrer « sain et sauf » pour être tiré d'affaire. Ainsi il suffirait de franchir le seuil de sa maison pour ne plus courir de danger jusqu'à la prochaine mission.

Or, ce n'est pas la réalité pour tout le monde. Pour certains soldats, un autre combat commence une fois de retour chez eux. Un combat auquel ils ne sont ni préparés ni entrainés, un combat mal reconnu et qui fait beaucoup de victimes collatérales tant chez les soldats eux-mêmes qu'auprès de leurs proches.

Here's my story, Vanessa Lee-Jones, born in Wales in 1986. Daughter of a HGV driver and a horse breeder. France has become my adopted country with over 20 years of shared life!

What could I possibly have to tell you? My experience and inspiration acquired through men and women who have 'signed up' to do a difficult job. People too often stigmatised and who are suffering the consequences of a profession that take over their lives in ways well beyond anything we could imagine.

According to a study held in Canada between 2001 and 2008, 13.5% of Canadian soldiers deployed to Afghanistan suffer from mental health issues. That's over 1 in 10 soldiers. In the USA, other recent studies report up to 22 suicides a day from veterans who have toured in Iraq and Afghanistan.

All these great romantic war films make us believe that all it takes to survive the field action is to get back home "safe and sound". Once you've set foot home the danger will be no more, until their next mission.

In reality, this is not true for everyone. For certain soldiers, a different fight starts when they return home. A fight they are neither prepared nor trained for. A fight that is not well recognised. One that leaves a lot of collateral damage among the soldiers themselves and also amongst their families and friends.

L'expérience de l'urgence, de la tension, de la vie et de la mort, tout cela change une personne. La société, le système s'attendent à une ré-intégration immédiate du soldat au sein de sa famille, de ses amis et de son bureau ou unité. Est-ce réellement possible ?

L'augmentation du nombre de cas de stress post-traumatique, le taux de suicides et de tentatives de suicides chez ces femmes et ces hommes en uniforme nous suggèrent que non !

Quelques données concernant les militaires Français ces dernières années :

- En Afghanistan (2001-2014) : 90 militaires français ont perdu la vie. Près de 700 soldats blessés.

- Au Mali (depuis le 11 janvier 2013) 17 militaires français ont perdu la vie.

- En République centrafricaine, 3 morts, 120 blessées.

1500, c'est le nombre de militaires français atteints de syndrome post-traumatique soignés depuis 2002 par le Service de santé des armées. Plus de la moitié d'entre eux, quelques 52%, ont effectué des opérations militaires en Afghanistan.

Je ne suis qu'une civile sans vécu du combat mais j'ai une réelle compassion, une sollicitude, une affection pour ces femmes et hommes. Je suis de la génération où j'ai grandi en étudiant la deuxième Seconde Guerre mondiale à l'école. J'ai eu le privilège d'écouter les histoires et les anecdotes de guerre réellement vécues par mes grands-parents.

The experience of emergency, of dire tension, of life and death changes a person. Society, the system, it expects an immediate re-integration of the soldier back into their family homes, their circle of friends and normal working life. Is this really possible?

The increase in the number of PTSD cases, the amount of suicides and attempted suicides reported with these men and woman, would suggest not!

Here are some French statistics from recent conflicts:

- Afghanistan (2001-2014) 90 French militaries lost their lives. Close to 700 injured soldiers.

- In Mali (Since 11[th]January 2013) 17 French soldiers lost their lives.

- In The Central African Republic: 3 dead, 120 injured.

1500, the number of soldiers affected with Post Traumatic Stress and treated since 2002 by the Army Health Authorities. More than half of those soldiers, around 52%, completed operational military tours in Afghanistan.

I am just a civilian without any combat experience but I have great compassion, concern and affection for these men and women. I am from the generation who grew up studying the Second World War in school; who listened, privileged, to the war stories lived by my grand-parents.

Je ne pouvais qu'être émue et concernée par leurs paroles, le tremblement de leurs voix, l'émotion dans leurs yeux, en serrant avec fierté leurs médailles d'honneur obtenues après la guerre lors d'une cérémonie officielle dans les années 90.

Mes grands-parents maternels se sont battus dans la résistance polonaise, ils ont vécu l'insurrection à Varsovie, mon grand- oncle a été pilote de chasse. Après l'invasion et la défaite de la Pologne en 1939, il part pour la Grande-Bretagne comme beaucoup d'autres polonais, pour continuer le combat de là-bas. A la fin de la guerre et avec plus de 2000 heures de vol de combat à son actif, il revient au pays.

Dès lors, il ne fut plus jamais le même, souffrant d'une grande addiction à l'alcool. Ses seules échappatoires étaient l'aviation et l'écriture de plusieurs livres spécialisés sur le Spitfire, illustre avion de chasse anglais et le Planeur. Avec le recul, et ce que l'on a appris de lui, on peut raisonnablement penser qu'il a souffert toute sa vie de retraité de l'armée ayant combattu du syndrome de stress post- traumatique de guerre. Personne n'a pu comprendre ou même imaginer ses démons intérieurs, personne n'a donc pu l'aider.

I could only be touched and concerned by their words, the shakiness of their voice, and the emotion in their eyes. They who hold proudly their medals of honor gained after the war during an official ceremony in the 1990s. My maternal grand-parents fought in the Polish Resistance, they lived the Warsaw Uprising. My great uncle was a fighter pilot after the invasion and loss of Poland in 1939; he left for Great Britain, like many other polish patriots, to continue the fight. At the end of the war and with over 2000 combat flying hours under his belt he returned to his home country.

He was never the same. He suffered a great addiction to alcohol, his only escape being his passion for aviation and writing several specialised books on the subject of spitfire and glider planes. In hindsight, and with an awareness of the subject, it is most probable that he suffered with combat related PTSD for the entirety of his remaining life. No-one understood, no-one could imagine his perceived demons, no-one knew how to help him.

Pourquoi suis-je concernée par ce sujet ?

C'est avec nous et auprès de nous que vivent ces hommes et femmes.

Je ne peux pas croire que je suis la seule à avoir eu le cœur qui bat la chamade pour un bel homme en uniforme. à avoir des amis d'enfance qui se sont engagés sous le drapeau, à avoir une voisine dans les rangs.

Nous connaissons tous un militaire, un gendarme, un policier ou un pompier dans notre entourage, un frère, une épouse, un père, un voisin, etc. Le danger pour eux ne se manifeste pas que lorsqu'ils sont envoyés en mission à l'étranger, les dégâts et les blessures sont bien présents aujourd'hui et ici même dans notre pays.

Quand vous faites appel à la gendarmerie ou à la police, ou quand vous croisez des soldats de patrouille dans nos rues, pouvez-vous imaginer qu'au sein de leurs rangs on compte, cette décennie seule, le nombre triste de 709 morts volontaires. Quand vous pensez au pompier, on a l'image d'un homme en tenue, brave et fort. Eux aussi souffrent de burn out et de stress post- traumatique liés à leur métiers.

« Il n'y a pas d'entraînement à l'horreur dans la préparation à la mission. Il y a des entraînements pour résister à la fatigue, au froid, pour tirer vite et juste...mais pas d'entraînement pour supporter la vue d'enfants déchiquetés, utilisés comme boucliers humains [...] Le soldat – Machine de guerre est un fantasme. Il n'y a derrière chaque soldat qu'un être humain fait de chair, de sang et animé de sentiments »

Témoignage d'un Chef de bataillon, vétéran d'Afghanistan, gravement blessé en 2010.

Why am I concerned with this subject?

These men and women live by our side. I can't believe I am the only one to have felt a flutter in my heart at the sight of a handsome man in uniform. To have childhood friends or a neighbor who have joined the Armed Services. We all know a soldier, an officer, a policeman or a fireman somewhere. A brother, a mother, a father, a neighbor. The danger is not only when they are sent abroad to fight, the damage and hurt exists in their own country, and it goes on today.

When you call upon the emergency services or the police force, or when you cross a community support officer in the street, can you imagine that amidst their ranks, in the last decade alone, a sad total of 709 suicides have occurred. When we think of a fireman, we think of someone standing tall and proud, brave in their uniform, but they too suffer from burn out and post traumatic stress related to their occupation

"There is no training to help cope with horror in the preparation of a mission. There is training for resisting fatigue, to fight the cold, to pull the trigger quickly and correctly...but there is no training to withstand the sight of dismembered children, having been used as human shields [...] The soldier – a machine of war. It's a fantasy. Behind every soldier there is a human being made of flesh and blood and filled with emotions."

Testimony of Battalion Commander. Afghanistan Veteran.
Seriously injured in 2010.

De 2003 à 2008, 65 soldats du feu sont morts en service, qu'ils soient militaires, professionnels ou volontaires. Qui plus est, rien qu'en l'année 2010, l'Assemblée Nationale a fait état de 32 suicides chez les sapeurs-pompiers.

C'est difficile à ignorer. A l'heure actuelle, la blessure psychique fait plus de morts chez nos soldats des forces de l'ordre que les missions ou la guerre elle-même.

Peu d'options leur sont réellement proposées pour affronter les dégâts que cause la guerre dans leur propre vie.

Jusqu'à présent, la médiation animale existe mais a été réservée à une population particulièrement touchée par de graves problèmes physiques ou mentaux, souvent de naissance. Ce n'est que récemment que sa notoriété s'étend à un plus large public.

J'ai eu la chance de grandir dans un lieu où l'animal a toujours eu un rôle d'accompagnant et d'aide à autrui.

Ma mère a été dresseuse animalière, pour ensuite ouvrir un lieu de vie et d'accueil pour de jeunes adolescents en fragilité sociale. A la suite de ces dix années d'expériences, en 2010, elle ouvre un centre de médiation animale destiné à tous.

Son association à but non-lucratif fut, en 2012, la première en France à créer un programme d'aide de médiation animale spécialisé pour le soldat souffrant de stress post-traumatique de guerre et pour sa famille.

Continuant le travail familial, je suis devenue en 2013 la présidente de cette association à but non lucratif « Vivre à Plein Temps ».

From 2003 to 2008, 65 fire fighters died in action, a mix of soldiers, professionals and volunteers. In contrast, during the year 2010 alone, the National Assembly announced 32 suicides within the ranks of fire fighters.

It's difficult to ignore. These days, psychological injuries claim more lives than the war itself.

Few options are realistically given or offered to soldiers in their home life in order to confront the damages caused by war

Up until now, animal assisted education has existed but has been reserved to particular individuals afflicted with severe, clinically defined physiological or mental issues, and most often to those affected since birth. Only in recent days has it been discovered by a more wide spread demographic.

I have been lucky enough to have grown up surrounded by animals whose companionship helped others. My mother opened a live-in foster care facility dedicated to helping youth at risk. In 2010, after 10 years of experience, she opened a centre for animal assisted education intended for all. This association became the first in France to create an animal assisted program specifically tailored for soldiers suffering from PTSD and for their families in 2012.

In 2013, continuing the family legacy, I became president of this non-profit association "Vivre a plein temps" (Live life to its fullest).

Nous sommes situés dans l'Aude, aux portes de la magnifique Cité médiévale de Carcassonne. Cette région abrite environ douze milles soldats, ce qui, tout naturellement questionne sur le rôle de la médiation animale.

Je partage au quotidien mon humble expérience avec eux et pour eux. Si ces quelques pages peuvent aider ne serait-ce que quelques soldats à entrevoir une vie meilleure, à aider une épouse souffrant pour lui ou un mari à supporter les séquelles qu'il combat pourtant chaque jour. Si la lecture de ces lignes pousse à vouloir tenter l'expérience, une partie de ma mission est remplie.

Les bienfaits de la médiation animale sont très nombreux et varient, selon le type d'animal utilisé (chien, chat, cochon d'inde, chinchilla etc.), la situation familiale des personnes concernées (enfant, adulte, personne âgée, etc) et de leur handicap.

Je vais consacrer ces quelques pages exclusivement à la médiation animale à travers le cheval puisqu'il y a une vraie mémoire collective qui lie cet animal aux soldats, ce qui permet une véritable connexion émotionnelle entre eux.

We are residents of Aude, located on the door step of the fantastic medieval site of Carcassonne. This region holds close to 12,000 soldiers, so the question of their role within our daily lives and within the realms of animal assisted education becomes an obvious and necessary one.

I here share and dedicate my experience and knowledge to them and for them. If these few pages can help even only a hand full of soldiers get a glimpse of a different solution, or help a spouse persist the fight, helps a parent find their way back to their child. If the reading of these lines can inspire to try the experience, a part of my mission will be complete.

The benefits of animal assisted education are as numerous as they are varied, depending on the type of animal used (dog, cat, guinea pig, chinchilla etc) to the type of person affected (child, adult, pensioner) and the type of handicap experienced.

I will exclusively dedicate myself to animal assisted education using the horse, seen as there is a real and tangible link between this animal and the soldier that remains in our collective memories, thus facilitating a true emotional connection between them.

I. Définition

Ah !! Les définitions, cela annonce un chapitre bien fastidieux et j'oserais presque dire barbant. Ne refermez pas ce livre tout de suite, je vous rassure. Il s'agit seulement de connaître les principales notions afin que nous parlions tous le même langage.

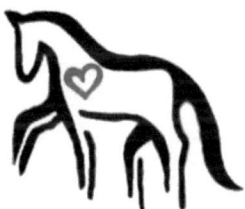

Ah !! definitions, this announces a tedious chapter, I'd nearly say boring. Don't close this book right now, be reassured. It's simply a few guidelines, for us all to have the same notions of the used terms.

J'ai souhaité avoir la même source pour toutes ces définitions. Plusieurs termes sont considérés comme modernes, certains ne se trouvent pas dans une encyclopédie standard. Je vis avec mon temps et, comme la plupart des gens qui cherchent des informations, j'ai ouvert une page internet et tapé tout ça dans un moteur de recherche.

1. SPT

Plusieurs termes existent pour désigner cet état , mais, contrairement à l'anglais PTSD (Post-Traumatic Stress Disorder), nous retrouvons cependant de plus en plus souvent les initiales SPT (Stress Post-traumatique)

En voici quelques autres :

- Trouble de Stress Post-traumatique (TPST)

-Syndrome de Stress Post-traumatique(SSPT)

- Etat de Stress Post-traumatique (ESPT)

I wished to have the same source for all these definitions. Several terms are considered as modern, certain are not in a standard encyclopedia. I live with my time and, as most of people who look for information on something, I opened an internet page and typed all this in a search page.

1. PTSD

There exists several terms to define this condition but, in comparison to the English PTSD, no official acronym has been attributed to it in the French language, even though the initials SPT (Stress Post-Traumatic) are being used more and more often.

Here are some others:

-Troubles of Post-Traumatic Stress (TSPT)

-Post-Traumatic Stress Syndrome (SSPT)

-Post-Traumatic Stress Condition (ESPT)

«Le trouble de stress post-traumatique désigne un type de trouble anxieux sévère qui se manifeste à la suite d'une expérience vécue comme traumatisante

Le trouble de stress post-traumatique est une réaction psychologique consécutive à une situation durant laquelle l'intégrité physique et/ou psychologique du patient et/ou de son entourage a été menacée et/ou effectivement atteinte (notamment accident grave, mort violente, viol, agression, maladie grave, guerre, attentat). Les capacités d'adaptation (comment faire face) du sujet sont débordées. La réaction immédiate à l'événement aura été traduite par une peur intense, par un sentiment d'impuissance ou par un sentiment d'horreur.»

Wikipédia 2016

Le neurologue Allemand Herman Oppenheim aurait été le premier à utiliser le terme de « névrose traumatique » en 1889 pour décrire la symptomatologie présentée par des accidentés de la construction du chemin de fer.

L'expression «troubles de stress post-traumatique» a ensuite été attribuée à toute une gamme de symptômes et de désordres résultant d'accidents industriels ou technologiques.

Le diagnostique d'un SPT nécessite que la personne ait la sensation de revivre le traumatisme original à travers des cauchemars, des évitements de stimuli associés au traumatisme et à une augmentation d'un état de vigilance de la personne. Tout cela peut provoquer de grandes difficultés à l'endormissement et déclencher des changements significatifs de comportements.

"The troubles of post-traumatic stress describe a type of severe anxiety disorder that manifests itself following an experience seen as traumatic.

Post traumatic stress disorder is a psychological reaction ensuing a situation during which the physical and/or psychological integrity of a person and/or their entourage has been threatened and/or violated (especially severe accidents, violent deaths, rape, aggression, terminal illnesses, war, attempts on ones life). The person's capacity to adapt (our ability to cope) is overrun. The immediate reaction to the event would have been translated via an intense fear, by feelings of helplessness or by a feeling of horror."

Wikipedia 2016

German neurologist Herman Oppenheim was the first to use the term "traumatic neuroses" in 1889 to describe the symptomatology presented by victims of rail road construction accidents.

The expression post traumatic stress disorder PTSD, or troubles of post traumatic stress disorder (TPST), was then attributed to a whole range of symptoms and disorders resulting from industrial or technological accidents. A post traumatic stress diagnosis requires that the person feel like they are reliving the original trauma through nightmares, the avoidance of stimuli associated with the trauma and an increased state of alertness, a feeling of always being on guard; which in turn can lead to great difficulty in sleeping and trigger significant changes in behavior.

Le SPT peut apparaître plusieurs semaines, ou plusieurs mois voire de nombreuses années après le traumatisme déclencheur. Une expérience traumatique peut, à elle seule, faire apparaître un SPT chez des personnes ne présentant aucun antécédent. (Exemple : les personnes de nature dépressive vont être plus sujettes à des troubles de stress post- traumatique).

Pour qu'un diagnostic de SPT soit posé il faut que les symptômes durent au moins un mois et qu'ils soient à l'origine d'un handicap social ou d'autres troubles importants du fonctionnement.

Ces troubles s'accompagnent souvent de dépression, d'alcoolisme, de toxicomanie et, malheureusement bien trop souvent, de tendances suicidaires. Tous ces faits peuvent entrainer une grande invalidité sociale avec la perte d'emploi et des conflits familiaux. Faute de prise en charge, l'état anxieux peut persévérer.

Les féministes des années 1960 – 1970 ont élargi la signification SPT pour y inclure les problèmes engendrés par la violence familiale et sociale. En 1962, le Dr. Kempe et le Dr Steele entreprennent leurs travaux sur les enfants battus et sur les effets de la violence familiale.

Avec les deux guerres mondiales qui ont marqué le siècle dernier, la psychiatrie militaire s'est à son tour emparée de l'expression. Les médecins des armées et les psychiatres travaillent désormais en symbiose. A l'heure actuelle, tous les médecins militaires envoyés en Afghanistan ont eu une formation sur les troubles psychiques post-traumatiques.

Post traumatic stress can occur several weeks, months or even years after the triggering traumatic event. A traumatic experience can, by itself cause a post traumatic stress condition in those who have no prior inclination towards the disorder (for example, those prone to depression would be more susceptible to post traumatic stress disorder).

The diagnostic classification requires that the symptoms last at least a month and that they cause a social handicap or other important behavioral dysfunctions. These dysfunctions are often accompanied by depression, alcoholism, substance abuse and, sadly more often than not, suicidal tendencies. All of these side effects can lead to a great social disability with the loss of employment and family conflicts. If control is not taken back, this nervous condition will persevere.

The feminists of 1960-1970 expanded the definition of PTSD to include problems stemming from family and social violence. In 1962, Dr. Kempe and Dr. Steele conducted their studies on battered children and the effects of violence in the family home.

With the two great World Wars that have affected this last century, military psychiatrists have themselves also adopted the term of post traumatic stress. The services medical staff and psychiatrists alike now work in symbiosis with this issue. Today, all military medical staff sent to Afghanistan have a training in psychological symptoms relating to post traumatic stress.

«Le traumatisme surgit quand on est confronté à sa propre mort, à celle d'un camarade, ou à la découverte d'un charnier»

Témoignage du Médecin-Chef Patrick Devillières, Coordinateur national du service médico-psychologique des armées.

Le traitement du stress post-traumatique de guerre par la médiation équine se pratique avec succès dans plusieurs pays(Etats-Unis et Canada). En France, en dépit de quelques essais concluants, cette thérapie n'est toujours pas reconnue. Le service de psychiatrie de l'hôpital d'instruction des armées Lavéran à Marseille va cependant lancer, avec des soignants et des blessés, une expérimentation scientifique sur environ dix mois pour évaluer les bénéfices de cette thérapie. L'association Solidarité Défense, structure dédiée à l'aide des soldats français blessés, aux familles endeuillées par la mort d'un soldat en opération ou en service commandé, et plus globalement, au soutien des forces françaises engagées en Opérations Extérieures (OPEX), est promoteur du projet, va contribuer à son financement et y associer d'autres mécènes en partenariat avec le 1er régiment Etranger de Cavalerie et l'institut français d'équithérapie.

"Trauma surfaces when we are confronted with our own mortality, deaths of friends and/or colleagues, or with the sight of mass murder."

Statement from Medical Chief Patrick Devillieres, National coordinator of medical-psychological services for the army.

The treatment of combat post traumatic stress, due to the experience of war, via animal mediation has been very successful in many countries (USA and Canada). In France, despite several conclusive trials, this form of therapy is still not recognised. The psychiatric service at the Hospital d'Instruction des armées Laveran in Marseille are launching, with volunteer carers and injured patients, a scientific study over the course of approximately ten months to evaluate the benefits of this therapy. Association 'Solidarite Defense' (Defence Solidarity), the project sponsors, will financially contribute to this and associate with other patrons in partnership with the 1st regiment of Foreign Cavalry and the French Institute of Equine Therapy.

2. La médiation animale.

Plusieurs termes existent pour désigner cette pratique, les plus connus étant la zoothérapie ou la thérapie assistée par l'animal. On parle aussi de médiation animale.

«La médiation Animale est une thérapie qui utilise la proximité d'un animal domestique ou de compagnie, auprès d'un humain souffrant de troubles mentaux, physiques ou sociaux pour réduire le stress ou les conséquences d'un traitement médical, d'un état ou des problèmes post-opératoires.»

Wikipédia 2016

Voilà la définition de la médiation animale dans un dictionnaire. C'est une méthode qui utilise des techniques de dressage, une pédagogie originale et une figure triadique comprenant le participant– l'animal – l'intervenant médiateur, en vue du mieux- être physique et/ou mental d'un individu.

2. Animal Assisted Education.

There are several terms to describe this practice, the most known being zoology, or animal assisted therapy and we also talk about animal mediation.

"Animal mediation is a therapy which uses the close proximity of domestic animals or pets near humans who suffer from mental, physical or social troubles to reduce stress or the consequences of medical treatments, and post-operation conditions and problems."

Wikipedia 2016

This is what animal assisted education is defined as in a dictionary. It is a method which uses certain technics of dressage, original pedagogics and a trilateral relationship between "participant – animal – intervening mediator", all in the aim of improved physical and/or mental well-being of the individual.

Les animaux déclenchent chez les personnes sensibles une cascade d'interactions positives

«Considérer comme thérapeutique ce qui engendre des changements permettant à la personne de mieux surmonter les problèmes que lui pose l'existence»

**Samuel et Elisabeth Corson,
psychiatres américains**

Dans le but particulier de l'amélioration des conditions physique et/ou morale, les exercices efficaces sont nombreux faisant intervenir les trois sujets de la triade (participant-animal-intervenant médiateur).

Le précurseur en la matière en France fut le docteur vétérinaire Ange Condoret qui publia son livre *L'animal compagnon de l'enfant* en 1973. Dans cet ouvrage il nous décrit la formidable réaction d'une fillette autiste à la découverte de vols de tourterelles, alors que jusque-là elle ne réagissait à rien depuis des mois.

En Amérique, Boris Lewinson est également considéré comme le père de la zoothérapie.

Etant psychologue pour enfants, un jour il oublie son chien de compagnie dans son cabinet au moment d'une consultation. C'est par pur hasard qu'il remarquera l'attirance de son patient pour son animal. Lewinson commença donc à s'intéresser à une possible thérapie via un animal de compagnie.

L'ensemble de ses expériences et de ses réflexions font aujourd'hui figure de référence. Elles ont été publiées *Pet – oriented Child* en 1969 et *Pets and Human Development* en 1972.

The animals act as a stimulator, facilitating positive interactions within a particular individual.

"Considered as therapeutic, that which begets permanent changes to the person so that they are more able to overcome problems posed from existence".

Samuel and Elisabeth Corson,
American psychiatrists

In this aim of improved well-being there exists countless exercises and activities to be achieved by the trilateral relationship participant – animal – intervening mediator.

Precursors to the subject matter:

In France, veterinarian Ange Condoret published her book *The animal, a child's companion* in 1973, this book imparts enlightening concepts based on the reactions observed in the eyes and on the face of an autistic young girl who was unresponsive to everything in her surroundings for months.

In America, Boris Lewinson is equally considered the father of animal assisted therapy. Being a child psychologist, one day he forgot his pet dog in the office during a session and it was by pure chance that he noticed his patients' affinity towards the animal. Since then, Lewinson became interested in the possibility of therapy using domesticated animals (pets). The accumulation of his experiences and his observations are today considered as a reference. His published titles are *Pet – orientated Child,* 1969, and *Pets and Human Development,* 1972.

Le livre *Les effets bénéfiques des animaux sur notre santé* de Caroline Bouchard et de Christine Delbourd sorti en 1995, décrit l'expérimentation de la thérapie assistée par l'animal au Canada en vue d'améliorer la santé des enfants, des personnes âgées et des prisonniers.

Aujourd'hui plusieurs livres et recherches sont là pour témoigner des effets bénéfiques pour l'homme apportés par une relation avec l'animal.

A ce jour, l'animal au service de l'humain est utilisé dans plusieurs domaines. Les plus connus et développés sont :

-Les chiens guides d'aveugle.

-Les chiens d'assistance dans le cas d'handicap moteur.

-Les aquariums dans les lieux de soins apportent un apaisement chez les patients.

-Les chiens et rongeurs pour la communication et le mieux-être dans les maisons de retraite, avec une spécialisation dans le secteur Alzheimer.

-Les animaux domestiques pour aider l'autisme.

-Les chiens et chevaux pour les prisonniers : le détenu apprend la maitrise de soi et la responsabilité d'autrui.

The book *The beneficial effects of animals on our health* by Caroline Bouchard and Christine Delbourd, printed in 1995, describes the studies of animal assisted therapy in Canada, in view of improving the health of children, the elderly and of prisoners.

Numerous books and research, in many other countries, have delved into the beneficial effects that animal relationships has on an individual.

To this day, the animal in aid of the human is a concept used in many fields. Here are some of the most known and most developed uses:

-Guide dogs for the blind.
-Assistance dogs for the physically disabled.
-Aquariums in health care facilities, bringing a sense of appeasement to patients.
-Dogs and other small pets (rodents) to aid communication and improved well-being in retirement and/or nursing homes, with special attention to Alzheimer patients.
-Domestic animals to aid those with autism.
-Dogs and horses to aid prisoners: The detained learn self control and responsibility of others.

Tous les jours les bienfaits que procurent les animaux aux humains ne sont plus à démontrer, aussi bien dans le domaine de la santé qu'aux plans physique, cognitif et social. Ces conséquences bénéfiques de la relation humaine animale sont déjà bien anciennes. En revanche, la mise en pratique de la médiation animale par des professionnels ainsi que l'intérêt du grand public pour cette matière maintenant médiatisée sont nouvelles.

The interest in animals and the benefits they bring to our daily lives, be it for our physical, mental, cognitive, social and psychological health is an ancient one. What is new is the progression of its use towards professionals as well as it being a mediation tool.

II. Histoire

Un bref retour sur l'histoire commune entre le cheval et les hommes d'armes nous fera comprendre pourquoi cette espèce est aussi efficace et adaptée au soutien des militaires. N'oublions pas déjà que, comme dit le dicton, « l'Histoire s'est faite à cheval".

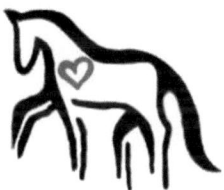

To better understand why the horse is the most appropriate and effective animal to support our soldiers, here is a brief detour into the shared history of horse and warrior...As they say 'History was written on horse back'

1. Le cheval au service de l'Armée

D'après les livres d'histoire, les plus anciennes preuves d'utilisation guerrière de chevaux datent d'entre 4000 et 3000 ans av. J-C en Eurasie. Durant plusieurs siècles, le cheval constituait en lui-même un important trophée de guerre qui s'ajoutait au butin des conquêtes ou des invasions. Plusieurs manuels ont été écrits sur l'entrainement des chevaux de guerre. Le plus ancien connu a été écrit par Kikkili, un écuyer mitannien du XVème siècle av J-C.

Qu'importent leurs races, les chevaux furent rapidement mis au service des armées européennes. Que ce soit pour tirer des chars, des canons, des caissons, transporter des messages ou charger l'ennemi, les chevaux faisaient la guerre au même titre que les soldats.

L'appétit vorace des armées pour les chevaux remonte à très loin dans le temps. Ainsi, les armées de l'Europe au début de l'époque moderne en employaient de grandes quantités et les besoins étaient encore plus importants à mesure que les armées nationales augmentaient leurs effectifs aux XVIIIème et XIXème siècles.

Par conséquent, les états durent mettre sur pied des écuries entretenues à leurs frais. En France, Colbert en fit construire une en 1665 au Pin en Normandie. Cette écurie disposait de magnifiques installations particulièrement propices à l'entrainement des chevaux pour la guerre.

1. The horse at the service of the Army.

According to history books, the most ancient accounts of war horses date between 4000BC and 3000BC in Eurasia. For centuries, the horse was considered a prized possession amongst loot gained from conquests and invasions.

Many manuals were written on the instruction of how to train a war horse. The most ancient being written by Kikkili, a militancy stable boy from 1500BC.

Regardless of breed, horses were quickly put to the service of European armies. Whether it be to pull carts, canons, crates, messages or to charge at the enemy, horses fought the war just as much as the soldiers. The army's voracious appetite for horses goes back a very long way. For instance, the European armies in the early modern age used a huge quantity of horses, and their uses became increasingly important as national armies increased their efforts during the 18th and 19th Century.

Consequently, the countries had to set up stables maintained at their own expense. In France, Colbert constructed as such in 1665 at Le Pin, in Normandy. These stables were made up of fantastic installations and created the ideal conditions to train horses for war.

Que les chevaux soient formés pour tirer des chars, pour être montés dans la cavalerie légère ou la cavalerie lourde, ou pour porter les chevaliers en armure, une formation poussée est obligatoire pour surmonter l'instinct naturel du cheval à fuir le bruit, l'odeur du sang, et la confusion du combat. Ils durent également apprendre à tolérer tous les mouvements soudains ou inhabituels du cavalier utilisant une arme ou évitant celles des ennemies.

Les chevaux utilisés en combat rapproché sont formés - ou du moins autorisés -, à donner des coups de sabots, à frapper, à mordre, devenant ainsi eux-mêmes des armes pour les combattants qui les montent.

Si les guerres survenues pendant la période de la Révolution et de l'Empire ont certes confirmé la bravoure de la cavalerie française, elles ont aussi révélé l'insuffisance de sa formation équestre.

Au lendemain des guerres napoléoniennes, la cavalerie française est décimée.

Dès 1825, pour reformer les troupes à cheval, une école de cavalerie est créée à Saumur avec pour mission de régulariser l'emploi du cheval de guerre. C'est la naissance du Cadre Noir de Saumur. Ce garant de la tradition équestre française est devenu civil en 1968 mais reste composé de nombreux militaires.

En 1848 est créé la Garde Républicaine de Paris, qui comprend un régiment d'infanterie et un régiment de cavalerie. En 1849, cette Garde est intégrée dans la Gendarmerie Nationale et chargée d'assurer les missions d'honneur et de surveillance lors de grands événements. Ces régiments prennent part aux deux guerres mondiales.

Whether the horse was assigned to pull carts, be a light weight or heavy weight cavalry horse, or to carry the armoured riders, a demanding and challenging training was required for the horse to overcome the urge to flee the noise, the smell of blood, and the confusion of battle. They also had to learn how to accept the soldier's sudden and unfamiliar movements as they manoeuvred their brandished weapons and also how to avoid the weapons of the enemy. Horses used in close combat were trained, or at least encouraged, to kick, hit and bite, themselves becoming weapons for the fighters they carried.

If the revolutionary and empirical wars have confirmed the courage and bravery of the French Cavalry, they have also revealed the lack of equine training.

The days after the Napoleon wars, the cavalry was decimated. After 1825, to facilitate a reformation of the horse troops, a school of cavalry was created by Saumur, all in the aim of promoting the regular use of war horses. It was the birth of the *Cadre Noir* of Saumur. This guarantor of French equine tradition became civil in 1968 but remains composed of numerous militaries.

In 1848, the Garde Republicaine of Paris was created and comprised of an infantry regiment and a cavalry regiment. In 1849 this Garde integrated with the National Gendarmery tasked with assuring honorary missions and surveillance during important events. These regiments participated both World Wars.

Les équidés soutiennent en général le moral des troupes, du fait de l'affection qu'on leur porte ; certaines des affiches de recrutement pour la guerre sont même axées sur un partenariat entre l'homme et le cheval.

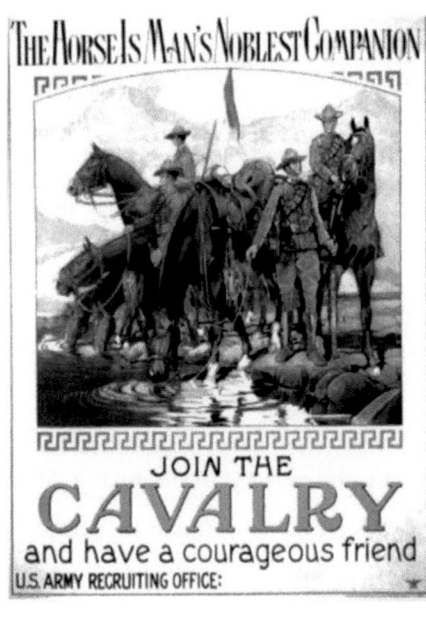

«Le Cheval est le compagnon le plus noble de l'homme. Rejoignez la cavalerie et ayez un ami courageux»

Le régiment de cavalerie de la Garde Républicaine est la dernière unité française à cheval. Elle est également la plus grande du monde avec environ 470 chevaux. La mécanisation grandissante des armées dans la période de l'entre-deux-guerres a amené une réduction, mais pas une abolition totale du recours au cheval. De nos jours, les unités à cheval destinées au combat ont quasiment disparu, bien que des chevaux soient encore utilisés par des organisations armées dans des pays du tiers-monde. De nombreux pays maintiennent encore en service des petites unités de cavaliers pour la patrouille et la reconnaissance. Des unités militaires à cheval sont également utilisées à des fins cérémonielles et pédagogiques.

Equines support the troupes morale due to the affection the soldiers can give them; even some war recruitment posters put forward the man/horse bond and partnership.

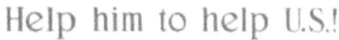

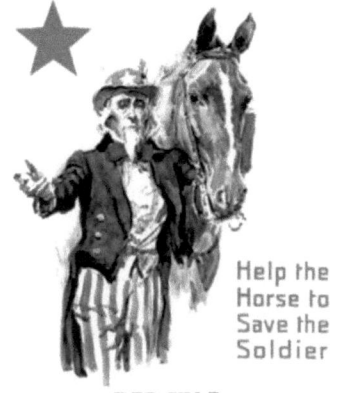

« Aidez-le à nous aider! Aidez le cheval à sauver le soldat »

This cavalry regiment of the Republican Garde is the last unit of horse troops in France, as well as being the largest in the world with around 470 horses. The growing structure of the army during the time of in-between wars brought about a reduction in horse troops but not a total abolition of it. These days, horse units destined for combat are practically non-existent. Although they are still used by armed organisations in third-world countries. Numerous countries still use horses in small factions for patrol and reconnaissance purposes. Factions of horses are also used for funeral services and pedagogic means.

Le cheval est l'animal le plus associé à la guerre , et de nombreux mémoriaux ont été construits en son honneur. En France, les équidés sont honorés au château de Saumur avec une plaque posée en 1923. Il y est inscrit : « Aux 1 140 000 chevaux de l'armée française morts pendant la 1ère guerre Mondiale 1914 – 1918 ». Il y eut aussi la création en 1925 d'une sculpture de cavalier anonyme représenté par deux centaures.

J'aime beaucoup le mémorial de l'Eglise Sainte Jude à Hampstead en Angleterre, où il est inscrit « Ils moururent avec la plus grande obéissance et souvent dans les pires douleurs, fidèles jusqu'à la mort » (traduit de l'anglais)

Le cheval et le soldat partagent tous deux cet état constant d'alerte, le cheval comme animal de proie et le soldat par son qui vive face à l'ennemi. Même quand ils ne sont plus en mission ou qu'ils reprennent une vie civile, ils maintiennent tous deux ce réflexe. De nombreux témoignages de soldats participant à des séances de médiation auprès des chevaux confirment que la présence du cheval est réconfortante pour eux par cette similitude entre eux qui conduit le cheval à être perçu comme un compagnon de combat.

Many memorials have been built in the war horses honor. In France, equines are honored with a name plate at the Castle of Saumur, placed in 1923, it reads: "To the 1,140,000 horses of the French army who died during World War I, 1914 – 1918". In 1925 a statue of an anonymous cavalry rider represented by two centaurs was built. I personally like the memorial at St Jude's Church in Hampstead, England, where an inscription states "In grateful and reverent memory of the Empire's horses (some 375,000) who fell in the great war (1914-18). Most obediently, and often most painfully, they died. Faithful unto death, not one of them is forgotten before God"

The horse is an animal of prey, it is in a constant state of alert against potential predators. This sweeping visual method of looking for the enemy is similar to that done by the soldier. Even when they are no longer on a mission or when they return to civil life, those reflexes stay with them. According to the numerous statements given by soldiers who have participated in therapy sessions alongside the horse: The horse's presence is comforting for soldiers as their similarity leads the soldier to consider the horse as a combat companion and simplifies complicity.

2. Sergent-Chef Reckless

Reckless était une jument qui servit neuf mois durant la Guerre de Corée au sein du 5ème régiment de la 1er division de la marine des Etats-Unis.

Elle participa activement à de nombreuses actions de combats décisives durant cette guerre. Son rôle principal était de transporter les munitions et les ravitaillements ou encore d'évacuer les soldats blessés avec la grande particularité de faire les différents allers-retours des lignes de front aux campements toute seule, sans soldat accompagnant. Elle devient mascotte et soldat à part entière pour les combattants de son unité.

Reckless joua un rôle très important dans la guerre de Corée lors de la bataille d'Outpost Vegas, en mars 1953, où elle a courageusement accompli cinquante et un trajets en solitaire, parcouru environ cinquante quatre kilomètres et transporté un total de quatre tonnes de munitions en une seule journée. Elle fut blessée à deux reprises au combat.

En tant que membre de la US Marines, Reckless fut élevée au rang de Caporal en 1953, puis Sergent en 1954 et promue Sergent-chef en 1959. Le Sergent-chef Reckless reçut pas moins de dix décorations militaires pour ses actions et sa bravoure au combat.

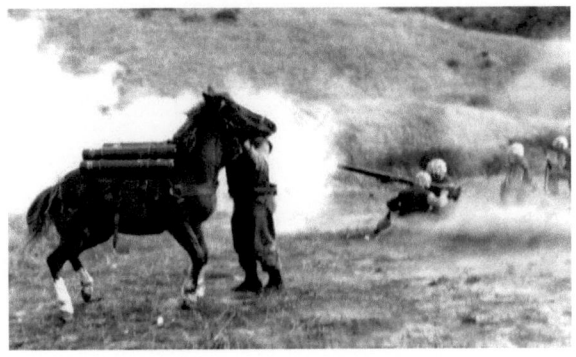

2. Sergeant Chief-Reckless

Reckless was a mare who served 9 months in the Korean War with the 5th Regiment of the 1st division t of the United States Marine Corps. She actively participated in numerous combat actions during this war. Her main role was to transport ammunition and supplies, to evacuate wounded soldiers and she was particular with the fact that she navigated the different supply routes on her own without the need for a handler. She became the troop's mascot and a fully fledged soldier in the eyes of her unit. Reckless played a very important role during the Battle for Outpost Vegas in March 1953, when she courageously completed 51 solo trips, covered 54km and delivered a total of 4 tons of ammunition, all in a single day. She was wounded twice during combat action. Reckless became a member of the US Marine Corps and was ranked as Corporal in 1953, then Sergeant in 1959. Sergeant Chief Reckless received no less than 10 military decorations for her service and bravery in combat.

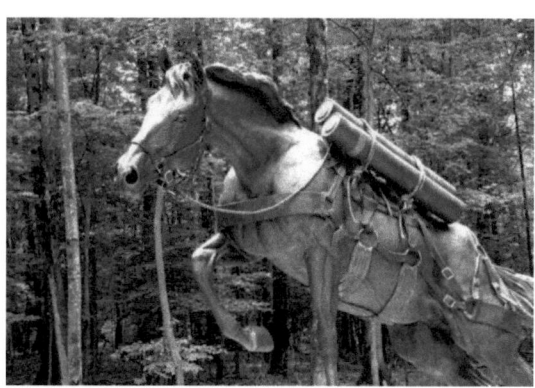

Quand les troupes ont été rapatriées aux Etats-Unis, Reckless ne faisait initialement pas partie du voyage. L'armée considère les animaux de service comme des outils. C'était plus économique de la laisser sur place au lieu de la rapatrier en Amérique. Les soldats qui ont combattu à ses côtés, les soldats qui lui devaient la vie en ont décidé autrement. Ils ne pouvaient imaginer l'abandonner derrière eux. Ils ont fait une collecte de fond pour pouvoir payer eux-mêmes le billet retour de la petite jument Reckless. Elle vécut une retraite bien méritée et heureuse au Camp Pendleton dans le comté de San Diego. Faisant honneur de sa présence lors de cérémonies officielles. L'histoire raconte que si vous n'étiez pas d'un grade égal ou supérieur au sien, vous ne pouviez pas la mener lors de ses apparitions publiques.

«J'ai été étonné par sa beauté et intelligence, et croyez le ou pas, par son esprit de corps. Comme n'importe quel Marine, elle profitait d'une bouteille de bière avec ses camarades. Elle était constamment le centre d'attraction et était entièrement consciente de son importance. Si elle échouait à recevoir l'attention qui lui été due, elle marchait délibérément dans un groupe de Marines et de ce fait, rentrait dans la conversation. C'était évident que les Marines l'aimaient.»

Générale de Corps d'Armée Randolph McC. Pate

Le Sergent-chef Reckless rendit son dernier souffle le 13 mai 1968 à l'âge honorable de vingt ans. Plusieurs livres racontent son histoire et une statue fut érigée en son honneur le 26 Juillet 2013 au musée National des Marins à Quantico, Virginia.

When the troupes repatriated to the United States, Reckless was not initially part of the journey. The army considers their service animals as tools; it was more economic to leave her on the spot. The soldiers who fought by her side, the soldiers who owed her their lives decided otherwise. They could not imagine leaving her behind. They made a thorough collection to pay for the little mares' home ticket. Reckless lived a well deserved and happy retirement at Camp Pendleton in the county of San Diego. Honoring her presence during official ceremonies; the story says that if you were not of equal or upper rank, you could not lead her during these appearances.

"I was surprised at her beauty and intelligence, and believe it or not, her esprit de corps. Like any other Marine, she was enjoying a bottle of beer with her comrades. She was constantly the center of attraction and was fully aware of her importance. If she failed to receive the attention she felt her due, she would deliberately walk into a group of Marines and, in effect, enter the conversation. It was obvious the Marines loved her."

Lieutenant General Randolph McC. Pat

Sergeant Chief Reckless gave her last breath on May the 13th 1968 at the honorable age of twenty years old. Many books tell her story and a statue was dedicated in her honor on 26th July 2013 at the National Museum of the Marine Corps in Quantico, Virginia.

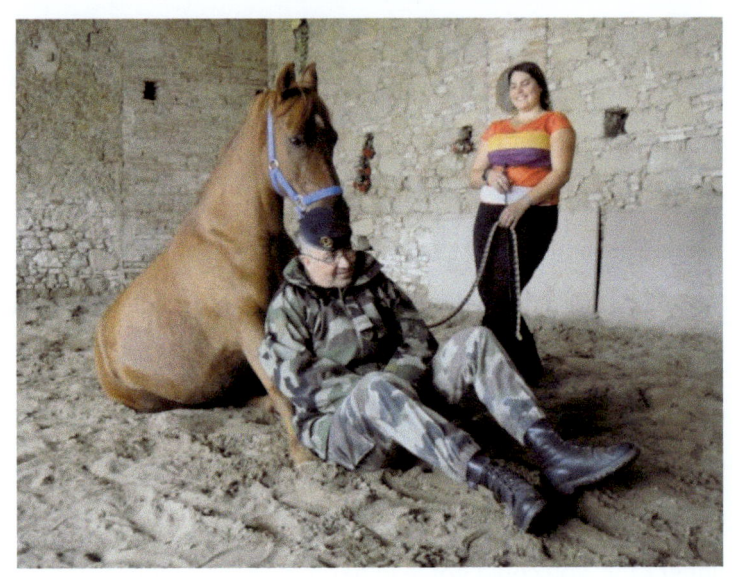

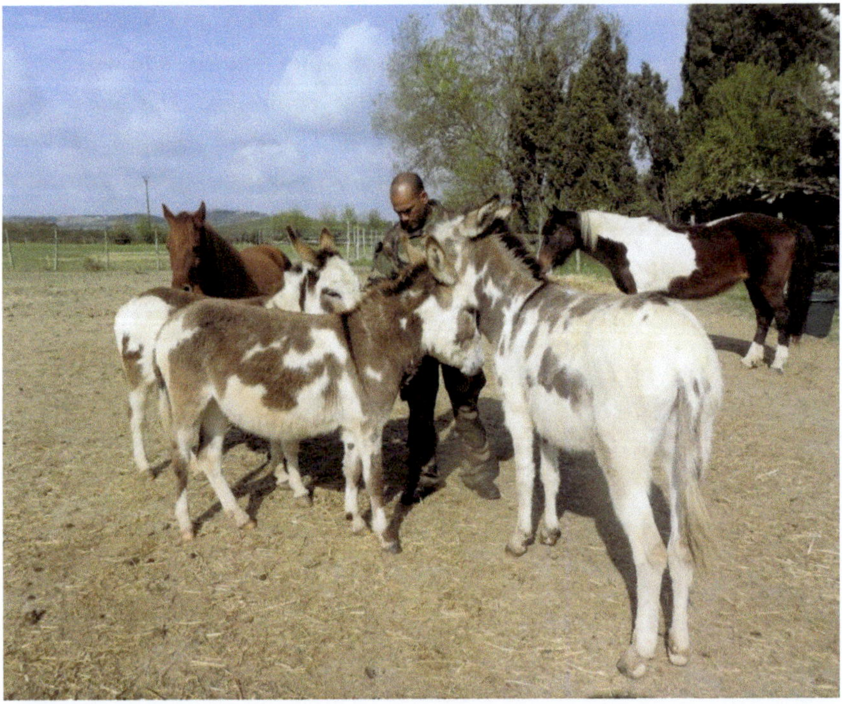

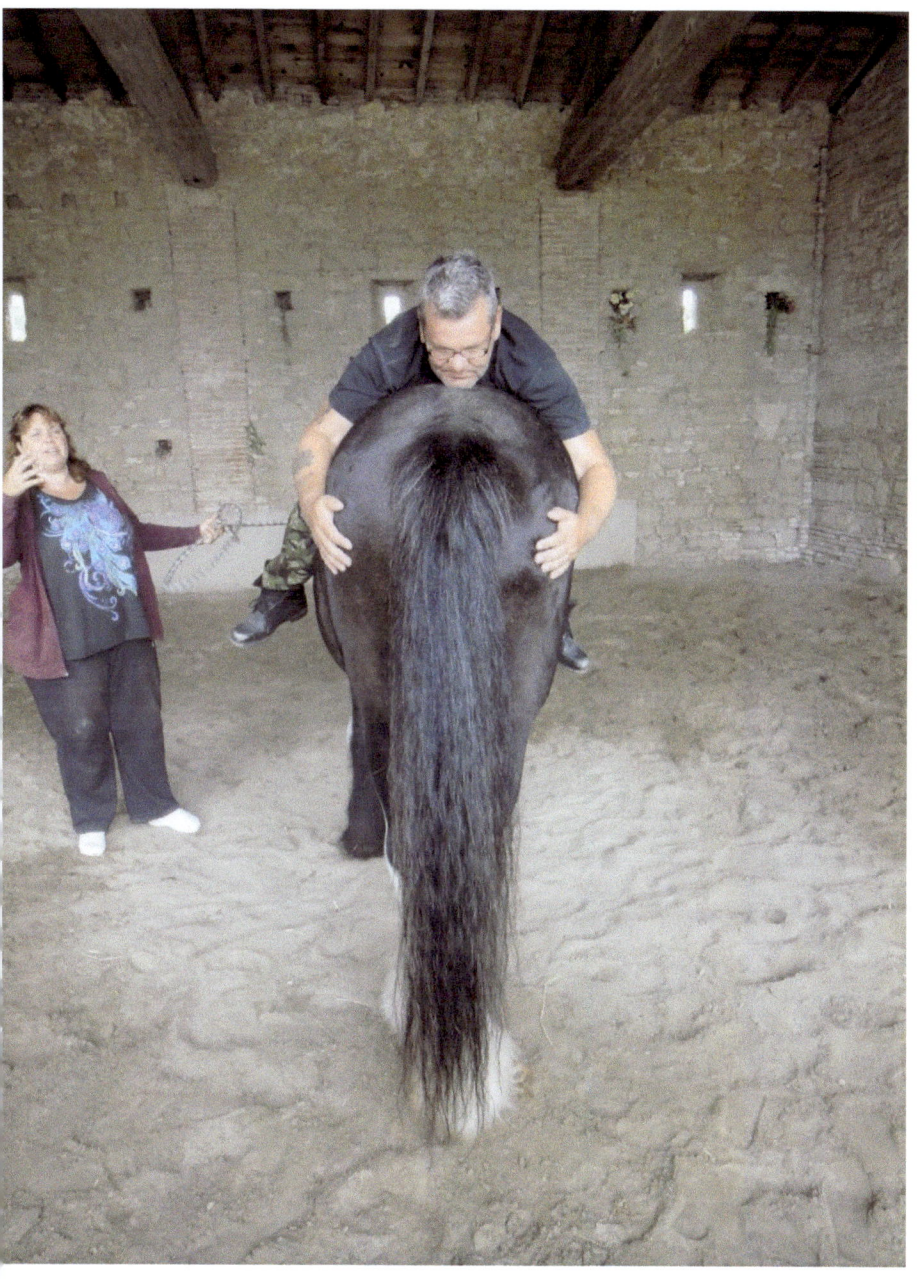

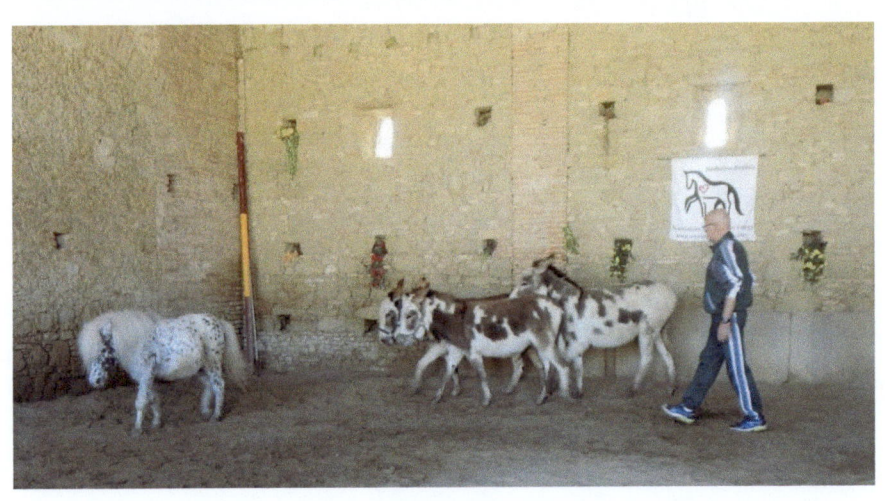

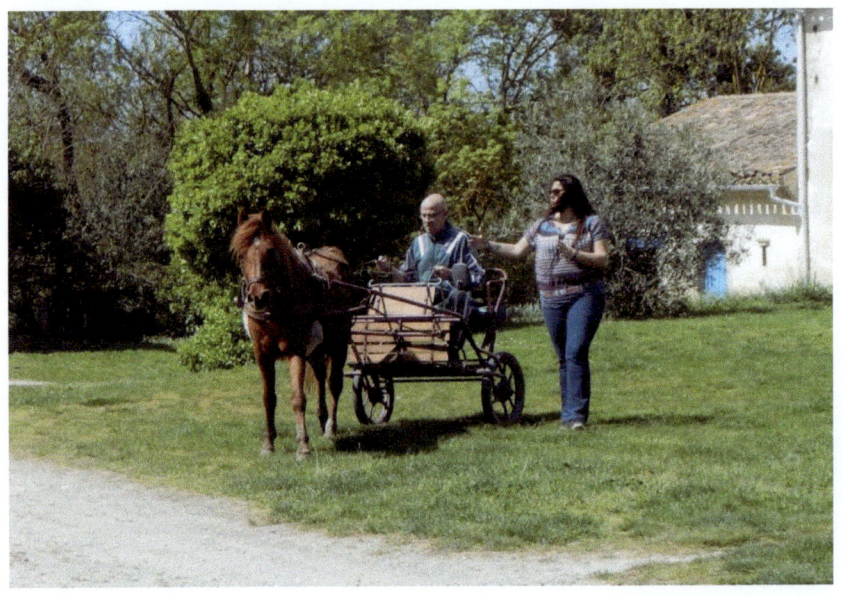

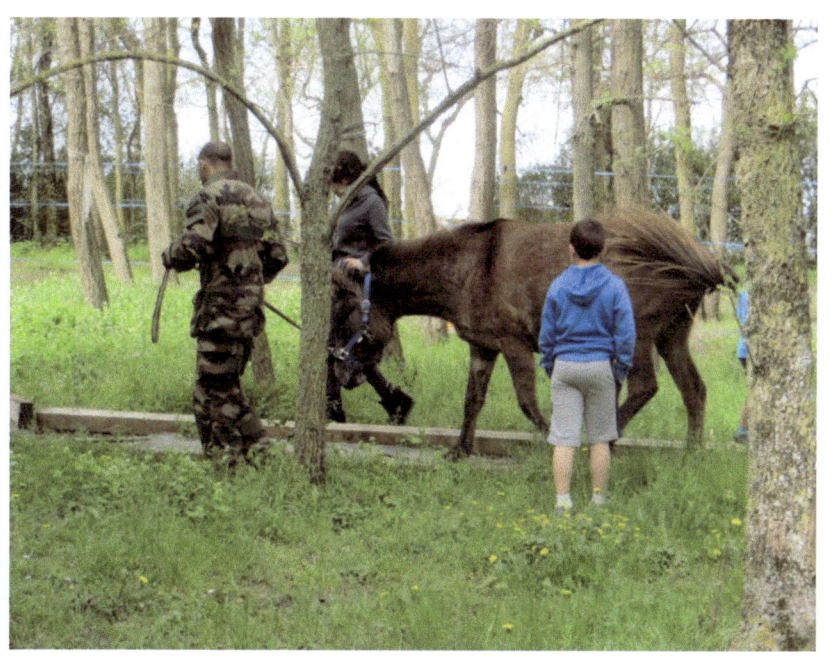

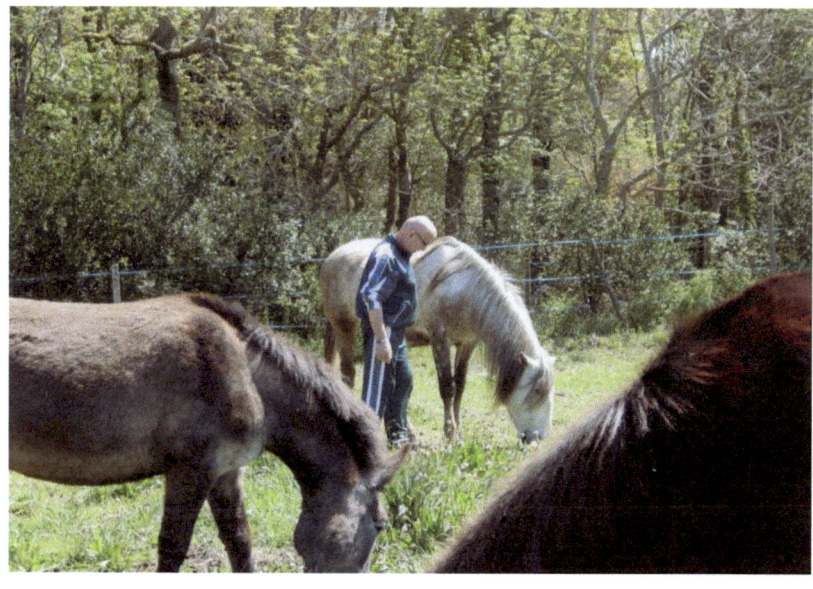

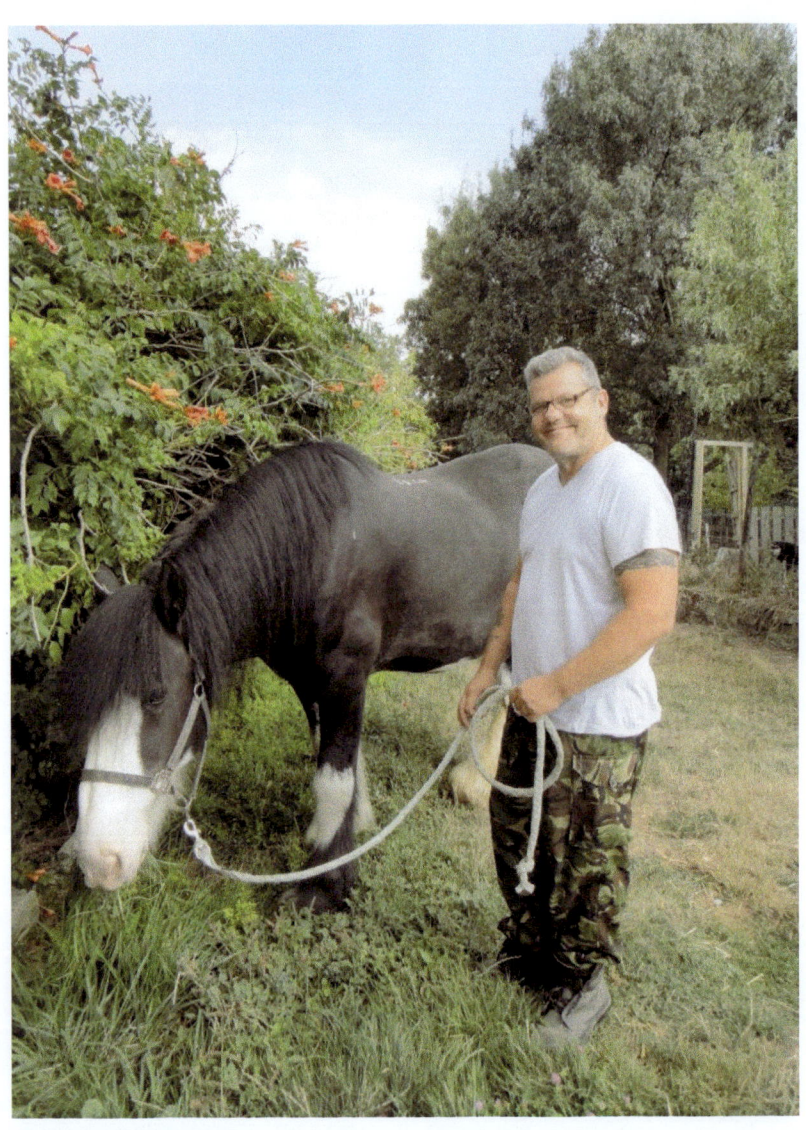

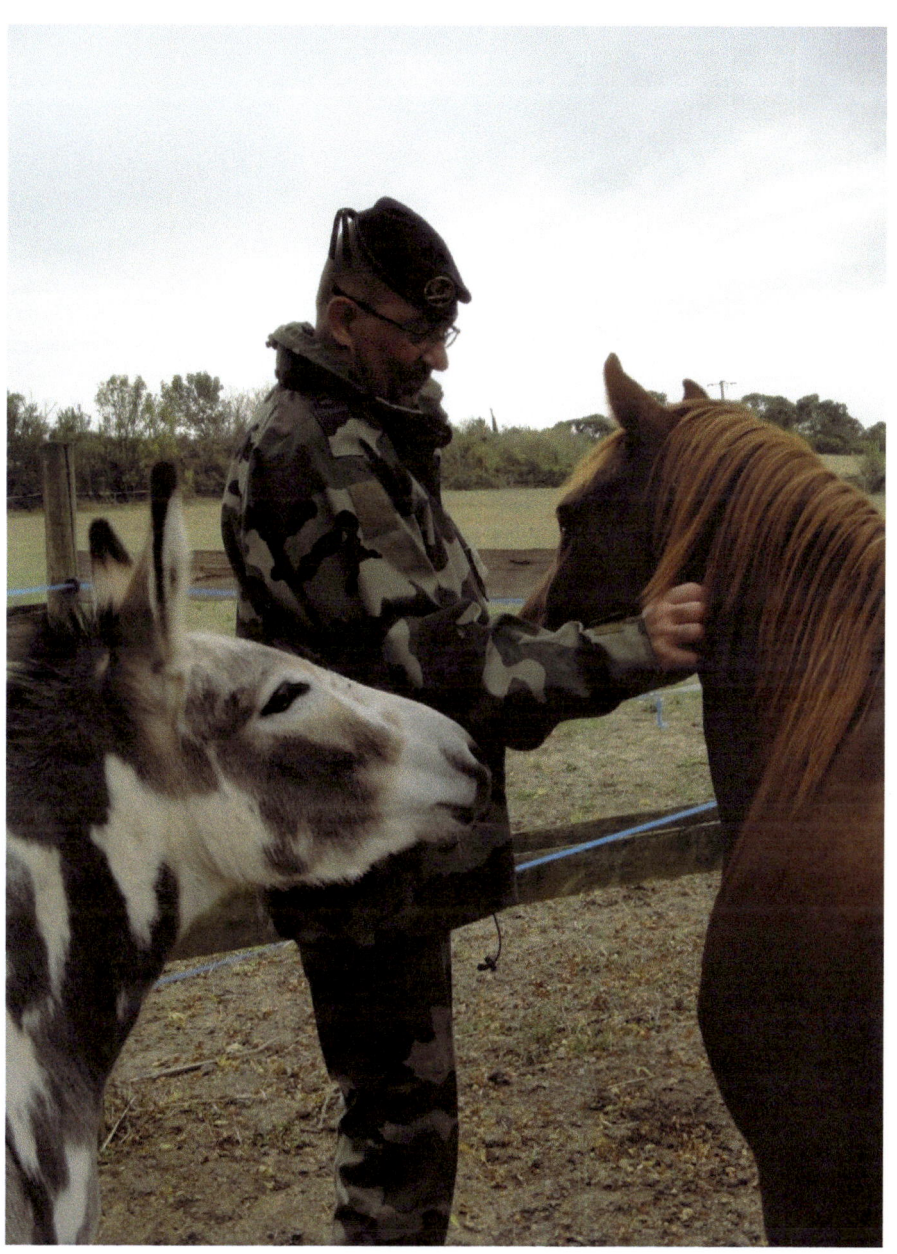

III. Comment ça marche ?

Guérir ne signifie pas que les traumas n'ont jamais existé. Cela signifie que les traumas ne contrôlent plus nos vies.

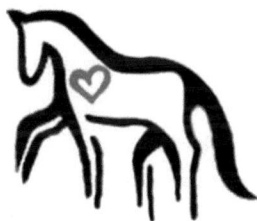

Healing doesn't mean the damage never existed. It means the damage no longer controls our lives.

1. La cheval médiateur avec le soldat.

«La médiation équine est un soin psychique médiatisé par le cheval et dispensé à une personne dans ses dimensions psychique et corporelle. C'est une prise en charge *thérapeutique*, *non conventionnelle*, souvent complémentaire aux soins médicaux, qui prend en considération le patient dans son entité physique et *psychologique*, et utilise le *cheval* comme partenaire thérapeutique afin d'atteindre des objectifs fixés.»

Wikipédia, 2016

Ceux qui sont familiers du cheval reconnaissent et comprennent la puissance des chevaux pour influencer les gens de façon incroyablement puissante, en développant une relation particulière. Le seul fait de prendre soin d'un cheval en particulier pendant un moment précis affecte les gens impliqués d'une façon positive.

Naturellement intimidants, les chevaux sont grands et puissants. Pour certaines personnes, les côtoyer et s'en occuper leur donne l'occasion de surmonter leurs craintes et ainsi de développer leur propre confiance et celle qu'ils peuvent avoir envers les autres. Le travail avec un cheval crée une confiance qui permet d'acquérir une perspicacité pour traiter d'autres situations intimidantes dans la vie.

1. Horse assisted education with the soldier.

"Equine mediation is a psychological treatment mediated by the horse and dispensed to a person in a psychological and physical capacity. It's a therapeutic method of taking charge, unconventional and often complimenting medicated treatments, which takes into account the patient's psychological and physical conditions, and uses the horse as a therapeutic partner aimed at achieving fixed goals."

Wikipedia 2016

Those who are familiar with the horse can recognise and understand the horse's ability to influence people in a very powerful way by developing a certain relationship with them. The simple fact of taking care of the horse during a particular time naturally affects the people concerned in a positive manner.

Comme les humains, les chevaux sont des animaux sociaux, avec des rôles définis dans leurs troupeaux. Ils ont des personnalités distinctes, des attitudes et des caprices ; une approche qui fonctionne avec un cheval ne fonctionnera pas nécessairement avec un autre. Les chevaux fournissent des opportunités importantes pour l'apprentissage métaphorique, une technique très efficace.

La présence d'un cheval exige notre pleine concentration, nous devons être réellement présents à son côté physiquement et surtout psychologiquement. Les moments passés auprès de ces animaux sont bénéfiques pour les soldats atteints du syndrome post- traumatique de guerre. Ce temps leurs apporte un bien-être quasi immédiat puisqu'il les amène naturellement à être dans l'instant présent. Une chose difficile et rare pour ces soldats

Le langage non verbal du corps humain est un élément essentiel dans ce rapport à l'animal. Il est lié à un effet miroir Ainsi lors de séance de médiation équine, il est possible d'entendre « Ce cheval est têtu », « Ce cheval ne m'aime pas » ou « Ce cheval est stressé aujourd'hui » etc. Cela est l'exemple parfait de l'effet miroir.

Le cheval réagit au langage corporel de son « interlocuteur » et bon nombre de soldats se rendent compte que s'ils changent d'attitude, de comportement ou même simplement de pensées, les chevaux vont répondre différemment. Les chevaux sont des êtres honnêtes, ce qui fait d'eux des messagers particulièrement puissants.

Like humans, horses are sociable animals and have dedicated roles within their herd. They have distinct personalities, behaviors and quirks; a method that works with one horse may not necessarily work for another. Horses provide important opportunities in the realm of methodological teaching, a very effective method.

Horses demand our full attention and focus. We must truly be present when alongside them, physically but most importantly mentally. Time spent with these animals is beneficial for soldiers. This time spent brings about an almost immediate feeling of well-being seen as they are naturally brought into the moment of now. This is something very rare and difficult to do for soldiers suffering with combat PTSD. This work with the horse demands time. People must be engaged in this work, as much by their physical presence as by their mental one, in order to achieve success and for sessions to be helpful to the well-being of the patient.

More importantly yet is the language of non-verbal communication that is linked to the horse's mirror effect. During an equine mediation session it is possible to hear "This horse is stubborn", "this horse doesn't like me" or "this horse is stressed today" etc. This is a perfect example of the mirror effect used by the horse when emulating the attitudes of the people in front of it. Through different exercises, the soldiers realise that by changing attitude, behavior or simply their thoughts, the horse will react differently. Horses are honest creatures, which makes them particularly powerful communicators.

La médiation équine implique des activités de création conçues pour refléter des questions de la réalité. Parce que les chevaux sont des experts en messages non-verbaux, ils fournissent un puissant retour d'information. Ce retour donne aux soldats une occasion d'éprouver et d'explorer leurs comportements actuels et leurs croyances. Il leur permet également de découvrir ce qui peut être plus efficace dans leur vie quotidienne. Petit à petit, ils peuvent prendre du recul sur eux-mêmes, sur leurs comportements et essayer de modifier leurs réactions sans être submergés par l'émotion ou l'irrationalité de leur état.

Les activités auprès du cheval peuvent se faire en petit groupe ou en individuel. Les personnes découvrent d'autres ressources qu'elles ignoraient en elles. Elles voient les événements sous un autre angle et découvrent également d'autres manières de réagir ou de raisonner.

L'entourage social du soldat en général et sa famille en particulier sont essentiels à l'amélioration de son état de santé. Les deux parties doivent faire leur bout de chemin pour arriver à se retrouver et à voir la lumière au bout du tunnel infernal de la blessure psychologique.

Equine mediation employs creative activities conceived to reflect questions of life and reality. Because horses are experts in non-verbal communication, the feedback they provide us can be very powerful. This feedback gives soldiers the chance to test and explore their current behavior and beliefs and to discover more effective ways to live their daily lives. Little by little, they can take a step back from themselves and their behaviors, and try to modify their reactions without being overrun with the emotions and irrationalities that come with their condition.

Activities alongside the horse can be done in small groups or on an individual basis. These activities permit a change of stance concerning an individual's size and power. People discover other resources they previously ignored within themselves, they see things from a different perspective and also discover other ways to react and reason.

Family and surroundings are just as important to the soldier's development as their progress towards their own well-being is. Both parties must do their part in trying to find the light at the end of the infernal tunnel that is psychological injury.

2. Le cheval médiateur avec la famille et l'entourage.

Les militaires en activité, les réservistes, les vétérans ont tous en commun l'expérience et l'entrainement à la guerre. Les personnes qui les aiment et les attendent traversent également l'horreur de la guerre. Séparation de longue durée, mutations diverses, décès, des défis d'adaptation de vie que la plupart d'entre nous n'expérimenteront jamais.

L'entourage du blessé est bouleversé par des blessures qu'il ne comprend pas. La vie de famille devient un champ de   bataille.
Elle ne vit plus, elle survit.

«Alors chacun regarde tristement un enfant, un frère, un père, un compagnon se détruire à petit feu sans pouvoir mettre en mots les maux incrustés dans l'inconscient»

L 'enfer du retour, **Nina Chapelle**

Bien que le soldat soit rentré du champ de bataille, il continue à être perturbé par des informations de combats. Cela se manifeste par des cauchemars à répétition, de l'agressivité, un isolement, un refus de parler, l'alcoolisme et la dépression.

2.Horse assisted education with family and entourage.

Active militaries, reservists and veterans all have the training and experience of war in common. Their loved ones, those who wait for them, also go through the horrors of war. Long periods of separation, diverse mutilations, death and the challenge of adapting to life that most of us will never experience.

The entourages of the wounded are bombarded with injuries they can't comprehend. Family life becomes a battlefield, it's no longer living, it's surviving.

"So we each look sadly upon a child, a brother, a partner who self destructs little by little without being able to put into words the injuries engrained in their subconscious".

The Hell of Coming back, Nina Chapelle

Although the soldier has returned from the battlefield, he continues to be perturbed by the scenes of combat. These manifest through nightmares, aggression, isolation, refusal to talk, alcoholism and depression.

Il faut repérer au plus vite ce syndrome car il faut beaucoup de temps pour le soigner. Plus le diagnosticque est tardif, plus les blessures seront graves et profondes. Il faut éviter l'aggravation : le désarroi social, affectif, l'abus de médicaments ou d'alcool.

Les causes profondes du syndrome de stress post-traumatique sont difficiles à identifier. Mais les médecins ont pu affirmer que certaines images et certains sons, des éléments qui sidèrent le soldat le plongent dans l'effroi, entrainant une dégénérescence des circuits neuronaux qui gèrent le stress.

La famille des soldats se retrouve démunie face à un tel processus. Entre l'ignorance du symptôme, l'incompréhension du changement de comportement de l'être aimé et la honte, l'entourage est meurtri. Il n'existe que quelques associations et organismes qui aident les familles des soldats blessés. L'ouverture de la médiation animale à ce public leur offre une nouvelle épaule et une grande bouffée d'oxygène.

Le cheval fonctionne aussi très bien pour renforcer les relations parents/enfants.

Suite à divers jeux, au cours des séances, le soldat retrouve une capacité à « s'amuser » avec son ou ses enfants, à pouvoir être de nouveau attendri et laisser les émotions et l'affection reprendre petit à petit leur place.

This disorder must be recognised as soon as possible as it takes a long time to cure. The longer it takes for a diagnosis, the more deep rooted the injuries become. Aggravation of this condition must be avoided: social and emotional disarray, abuse of medication and alcohol.

Causes of PTSD are hard to identify. But doctors can confirm that certain images and sounds, things that take them by surprise plunges the soldier into a state of fear, which in turn causes a degradation of the neurological synapses which deal with stress.

The families of soldiers find themselves destitute in the face of such a process. Between the ignorance of symptoms, the lack of understanding in the changes of behavior of a loved one and the shame of it, family units are murdered. There exists only a few associations and organisations that support and help the families of injured soldiers. The accessibility of animal mediation to these families offers them another shoulder to lean on and is a breath of fresh air.

The horse also serves as a great tool to reinforce parent/child relations.

During a session and following various types of games, the soldier regains his ability to 'step up' with his child or children, becoming once more able to express their affections and slowly allowing these emotions to gain their rightful place in their hearts.

De leur côté, les enfants arrivent à comprendre et à observer les différentes réactions de leur parent atteint d'un SPT. Ils réalisent que le comportement peu chaleureux ou irritable de ce parent atteint n'est pas directement lié ou dirigé contre eux.

Les soldats détermineront quelle métaphore les chevaux deviennent pour eux :

les chevaux peuvent devenir une représentation d'eux ou des membres de la famille, ou ils peuvent représenter des sentiments, des espérances, des forces, des rêves ou des espoirs.

En créant ainsi une expérience comme celle-ci, les soldats ont l'occasion de projeter leurs émois sur les chevaux et d'éprouver en grandeur réelle des situations de croyances, de préoccupations ou de rituels.

En abordant ces métaphores, les comportements des chevaux, des difficultés expérimentées et des succès, les participants ont l'occasion d'établir des parallèles avec leurs réactions dans des situations semblables avec des difficultés semblables.

Ils parlent non seulement des défis et des solutions mais aussi de l'apprentissage d'aborder les choses sous un autre angle.

The children are also able to observe and understand the different reactions of a parent afflicted by PTSD. They realise that the cold or irritable attitude of a suffering parent is not directly linked to or aimed at them.

It is up to the soldier to decide what metaphor the horse will assume for them:

The horse can become a representation of themselves or of family members, or they can represent emotions, aspirations, power, hopes or dreams.

In creating an experience such as this, soldiers have the opportunity to project their emotions upon the horse and to feel in a great way situations of faith, preoccupations and rituals.

When tackling these metaphors, the horse's behavior, the experienced difficulties and successes, the participants are able to establish parallels between how they react in similar situations with similar difficulties.

We talk not only about challenges and solutions but also teach how to see things in a different light in order to deal with them.

IV. Le choix de l'animal et de son éducation.

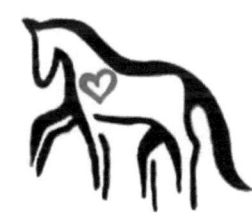

IV. The choice of animal and education

1. La connaissance animale.

Un animal qui n'a pas envie de contact, qui souffre, ou qui est à l'aise, peut nous le faire comprendre de différentes manières. Comprendre le message exige de l'observation et une bonne connaissance des animaux.

Dans le cadre de la médiation animale, beaucoup de médiateurs louent ou empruntent des animaux pour réaliser leurs séances de médiation. Cette pratique est surtout utilisée en équithérapie. Inutile d'expliquer longuement les avantages qu'ils y trouvent.

En voici seulement les plus flagrants : aucun frais d'achat, d'entretien, de stockage, ni de vétérinaire et pas de contrainte de temps ! Cela nécessite également moins de connaissance animale puisqu'il n'y a pas les soins à effectuer au quotidien.

En se référençant à la figure triadique de Véronique Servais, l'alchimie du lien entre le participant, l'animal et l'intervenant est capitale dans la réussite de la médiation conduite. Nous ne pouvons pas obtenir une relation d'excellence avec des animaux empruntés.

1. Animal awareness.

An animal that doesn't want to be touched, that is suffering or that is happy can make us understand things in different ways. Being able to understand the message requires observation and knowing the animal.

In the area of animal mediation, many mediators hire or borrow animals from others to use for their sessions. This standard is more so used in equine therapy. There is no need to look in depth at the benefits of this standard;

here are some of most flagrant: No major upfront and maintenance costs, no food to supply, no vet bills and no time consuming care need to be provided. This also means that there is no real need to know the animal as daily care of the animal is not necessary.

In reference to the trilateral template devised by Veronique Servais, the alchemy of the bond between participant, animal and mediator is of the upmost importance. We cannot achieve such a bond with borrowed animals.

Si l'animal ne va pas bien, a mal ou si plus banalement il n'est pas d'humeur ce jour là, la séance ne sera pas efficace. Si l'intervenant médiateur ne connaît pas bien son ou ses animaux, il ne va pas se rendre compte de ces situations. De nombreux animaux ne sont pas compris dans ce qu'ils expriment et les conséquences peuvent être variées et graves : pincement, morsure, coup de pieds, grognement, etc.

Il est nécessaire de connaître ses animaux de médiation pour les éduquer, pour savoir ce qu'ils expriment, s'ils ont une réaction habituelle face à la personne ou un comportement différent, quelles en sont les significations, et toutes les autres questions que cela peut soulever.

Dans l'intérêt de l'animal et des participants, il est indispensable d'avoir une relation d'excellence entre les animaux médiateurs et l'intervenant médiateur. Celui-ci doit pouvoir assurer la sécurité et le bien-être des personnes concernées et des animaux utilisés, ce qui nous amène à la notion de l'éthique animale à appliquer.

If the animal is not well, is hurt or just not in the mood that day then the session will not be effective. If the intervening mediator does not know his or her animals, they will not recognise the animal's state of being. Many animals are misunderstood in what they are trying to communicate and this can have diverse and damaging consequences: Nips, bites, kicks, growls etc.

It is necessary to know your animals of mediation in order to educate them and understand what they are expressing, whether their reaction to someone is usual or unusual, what it signifies and any other questions that may arise from their reactions.

In the interest of the animal and the participant, it is absolutely necessary to have an excellent relationship between animal of mediation and the intervening mediator. The latter must insure the health and safety of the people involved and the animals used. This leads us to the notion of applied animal ethics.

2. L'éthique animale

«_L'éthique_, du grec« la science morale» est une discipline philosophique pratique et normative dans un milieu naturel et humain. Elle se donne pour but d'indiquer comment les êtres humains doivent se comporter, agir et être, entre eux et envers ce qui les entoure.»

Wikipédia, 2016

«_Éthique animale_ : De nombreux mouvements contemporains revendiquent, à la suite de Jeremy Bentham et d'Arthur Schopenhauer, une éthique à l'égard des animaux.
Les deux principales approches sont l'approche déontologique, qui revendique la légitimité de droits des animaux, et l'approche conséquentialiste, à laquelle se rattache le mouvement initié par Peter Singer de « libération animale ». Sur le plan pratique, on distingue des mouvements radicaux, qui réclament le respect absolu de la vie animale et des mouvements plus modérés, qui n'excluent pas l'utilisation de l'animal par l'homme, mais réclament que les animaux soient traités avec davantage de respect.»

Wikipédia, 2016

2. Animal Ethics

"Ethics, derived from ancient Greek, is a branch of moral philosophy involving systematising, defending and recommending concepts of right and wrong in natural and human environment. Its purpose is to indicate how human beings should conduct themselves, how they should react and be, between themselves and towards others around them."

Wikipedia 2016

"Animal ethics: Numerous contemporary movements claim, following the likes of Jeremy Bentham and Arthur Schopenhauer, an ethical outlook with regard to animals. The two principle approaches to this are professional ethics, which claim the legitimacy of animal rights, and consequential ethics, which is tied to the movement initiated by Peter Singer called "animal liberation". In practice, we distinguish between these radical movements that demand absolute respect for the life of an animal and more moderate movements that don't exclude the use of animals by man, but demand that animals are treated with more respect."

Wikipedia 2016

Dans tous les cas, l'éthique vise à répondre à la question «Comment agir au mieux ? ». L'éthique a les deux pieds dans le réel, il ne s'agit pas seulement d'un ensemble de concepts abstraits.

L'utilisation des animaux au profit de l'homme est un principe acquis depuis des siècles. Même si les études scientifiques en sont encore à leurs débuts, les témoignages sur les bienfaits apportés aux personnes le prouvent. Les animaux sont considérés comme un apport de bien-être pour l'espèce humaine. Alors pourquoi s'en priver ?

La médiation animale est un concept naturel et efficace, mais il ne faut surtout pas oublier que l'outil principal de ce concept est un être qui respire, qui vit. Il faut prendre en considération les préférences et les émotions de ces animaux de médiation. Il est primordial de penser au respect de l'animal, aux moments de pause et de repos. Avoir assez d'animaux pour alterner quand il y a besoin, ne pas tolérer des gestes de violence de la part des personnes, des gestes qui sont souvent dus à l'ignorance. Pour que la médiation soit profitable et efficace le médiateur et son ou ses animaux doivent être en phase et à l'aise.

In any case, ethics ask the question "How best to act?" Ethics have both feet firmly on the ground and are not immersed in abstract concepts.

The use of animals in the service of man was a practice that goes back centuries. Even if scientific study in this area is relatively new, numerous testimonies on the benefits gained by a person prove it. Animals are considered to contribute to human kind's well-being. So it's normal for us not to deprive ourselves of their company.

Animal mediation is a natural and effective concept, but we must not forget that the principle tool used in this concept is one who lives and breathes. We must take into account the preferences and emotions of these mediation animals. It is primordial to have respect for the animal, to think about when it is time to pause or rest. There should be enough animals to alternate when needed. Violent actions by participants should not be tolerated, actions most often born out of ignorance. To be effective at animal mediation requires the intervening mediator to be happy and in sync with their animals.

L'animal est davantage que notre « outil » de travail au sein de la médiation, il faut l'aimer et le choyer.

Sur une note plus personnelle, je suis triste d'entendre plusieurs centres, associations et personnes « se débarrasser » de leurs vieux animaux parce qu'ils ne peuvent plus s'en servir au travail du fait de leur condition. L'essai sur la condition animale *Un vétérinaire en colère* par Charles DANTEN développe bien ce sujet.

Ces animaux ont également le droit à une retraite heureuse et paisible pour les années de services rendus. Il est de notre responsabilité de les accompagner et de les soigner jusqu'à la fin de leur vie.

The animal is our 'working tool' in the midst of mediation; we must love and pamper them. On a personal note, I am saddened to hear that several centers, associations and people "get rid of" their ageing animals because they can no longer be put to work due to their condition. An essay on the animal condition *An angry veterinarian* by Charles Danten explores this subject very well. These animals also have the right to a happy and peaceful retirement for all their years of servitude. It is our responsibility to support and care for them until the end of their life.

3. Le choix de l'animal.

Tous les animaux ne conviennent pas à toutes les personnes. Il existe, là aussi dans la médiation animale, des affinités qui rapprochent humains et animaux et qui vont mener à un travail optimal. Une bonne connaissance de cette espèce animale accouplée à une éthique digne de ce nom sont les ingrédients majeurs qui permettront de choisir et de cibler les personnalités, les tempéraments et les caractères des animaux utilisés correspondant à la personne particulière qui travaillera avec eux.

Le « physique » rentre également en compte. Certaines personnes vont être attirées par des animaux en fonction de critères qui leur sont propres: la taille (grand ou petit), le pelage (long, court, doux ou rêche), la couleur (noir, blanc, brun, uni ou à tâche etc).

Les animaux de médiation sont sélectionnés sur leur tempérament. Ils bénéficient également d'une éducation spécifique pour leur permettre d'être le plus efficace possible lors des séances de médiation animale mais aussi d'être des animaux confiants et sains pour assurer leur propre sécurité et celle des participants.

Il est important d'avoir une variété d'animaux pour pouvoir avoir ce choix et cette adaptation à chacun mais également pour permettre de faire une rotation au niveau des animaux utilisés. Ceci assure d'excellentes conditions et une haute qualité de services.

3. The choice of animal.

This becomes self-evident after the two above chapters. With awareness and knowledge of the animal and respect of the ethics involved, it then becomes possible to choose and target the right personality, temperament and character of an animal to best create an affinity corresponding to the person concerned (energetic, calm or shy animals faced by people with the those same characteristics, temperaments and beliefs).

There is also the notion of body type that needs to be considered, people will be drawn to animals with attributes close to their own: Size (small or big), fur, (long, short, soft, wiry), color (black, white, bay, whole color or bi-color etc).

Mediation animals are chosen for their temperament, being the sweetest and sensitive types but they equally benefit from dressage training or special formations to gain the most out of mediation sessions but also for them to become confident and safe animals to ensure their own security as well as the security of the participants.

It is important to have a variety of animals to offer a choice and have the ability to match certain personalities, but equally to facilitate a rotation of animals used. This ensures excellent conditions and a high quality of service.

V. Mot de la fin

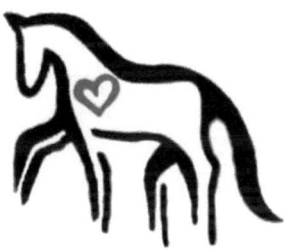

V. Final word

Colère et dépression, cauchemars et toxicomanie, destruction familiale et même suicide, les symptômes SPT chez les militaires détruisent des vies.

Au Royaume-Uni, un SDF sur quatre est un ancien membre des forces armées.

Plus de 20 000 vétérans sont soit en prison soit en condamnation avec sursis. Selon les statistiques militaires américaines, environ 20 % des soldats déployés en Irak souffrent du spt, or 50 % d'entre eux ne vont pas consulter. En France, selon le lieutenant-colonel Marchand, responsable de la Cellule d'Intervention et de Soutien Psychologique de l'Armée de Terre (Cispat), les proportions seraient les mêmes.

Les activités autour du cheval ont pour but de refléter les situations de tous les jours en recréant frustration, stress, et conflits relationnels. Les soldats doivent trouver eux-mêmes les solutions, s'adapter, improviser, tout en se faisant confiance et en faisant confiance à leurs coéquipiers.

Les participants doivent faire face au fait que l'animal est imprévisible, et qu'on ne peut pas toujours le contrôler. Face à une personne en état de SPT, les chevaux et les chiens réagissent à une communication non verbale qui n'est pas saine, créant un effet miroir auquel les soldats doivent se confronter, les poussant à adapter leur comportement pour pouvoir obtenir une collaboration avec l'animal.

Anger and depression. Nightmares and substance addiction. Family break down and even suicide. The symptoms of PTSD in militaries destroys lives.

In the United Kingdom, 1 out of 4 homeless people are ex service and army members. Over 20,000 veterans are either in prison or convicts with suspended sentences. According to American statistics, around 20% of soldiers deployed to Iraq suffer from post traumatic stress disorder, although 50% of those will not seek consultation. According to lieutenant colonel Marchand, responsible for the Intervention Cell and Psychological Support for the Terrestrial Army (CISPAT), statistics are practically the same in France.

The activities involving horses aim to reflect everyday situations by recreating frustration, stress and inter-personal conflicts. Soldiers must find solutions for themselves, adapt and improvise, whilst also trusting themselves and placing trust in their team mates

The participants must face the fact that the animal is unpredictable, and cannot always be controlled. Horses and dogs respond to unhealthy, non-verbal communication, creating a mirror effect which the soldier must confront, thus pushing them to adapt their behavior in order for the animal to collaborate.

«Après mon temps passé au sein de ces conflits, je suis retourné à la vie civile atteint de plusieurs symptômes dont un SPT [...] j'ai découvert la médiation équine via l'Association Vivre à Plein Temps, je recommande fortement cette thérapie à tous personnels militaires [...] la médiation animale est une thérapie alternative que les forces militaires devraient proposer en premier lieu, avant l'hôpital psychiatrique et la médication»

Témoignage de 2013 de Brian, vétéran de l'Armée Britannique.

Servi durant les conflits en Irlande du Nord et la guerre du Golfe en Iraq

Aujourd'hui en 2016, ce vétéran a subi un déclin grave de sa santé physique et mentale. Non seulement il n'est plus capable de travailler, mais il a également de grandes pertes de mémoire, il a du mal à reconnaitre ses proches et dépend entièrement de sa famille avec une surveillance de tous les instants. Cependant, malgré son état, sa femme nous dit qu'il évoque régulièrement leurs courts séjours chez nous en France au milieu de nos chevaux, et que, quand il en parle, il a le sourire aux lèvres, chose qui est rare dans leur quotidien.

"After my time spent in the midst of combat, I returned to civil life with several disorders, one being PTSD [...] I discovered equine mediation through the association 'Vivre a Plein Temps', I highly recommend this alternative therapy to all military personnel [...] Animal mediation is an alternative treatment that should be offered first, before psychiatric hospitals and medication"

Testimony from 2013 by Brian, British Army veteran,

Served during the North Irish Conflicts and the Gulf war in Iraq.

Today, in 2016, Brian, the above veteran, has gone into steep decline with his physical and mental health. He has difficulty recognising his loved ones and completely depends upon his family, requiring 24/7 surveillance. But despite his condition, his wife has conveyed to us that he regularly talks about his short stay here in France, in the middle of our horses, and he has a smile on his face, which is a rare occurrence in their day to day life.

La médiation animale est fondée sur une pratique dans un environnement naturel, à l'extérieur. Cette expérience est alors généralement plus productive, possédant un impact thérapeutique plus fort.

Selon les données du programme pilote mené par "EAGALA Military Services Program" aux Etats-Unis, dans le Texas, après seulement six séances, les vétérans et leurs épouses ont rapporté une amélioration de 60% en ce qui concerne les problèmes conjugaux (violences physiques et verbales, disputes financières, décisions concernant l'éducation des enfants, pardons et temps ensemble).

La médiation animale peut être utilisée comme approche à court terme pour les soldats en attente d'un redéploiement ou bien comme traitement sur un plus long terme dans le but d'aider les soldats à se réintégrer dans la vie civile et au sein de leur famille.

La relation que développe un soldat avec l'animal peut lui permettre de comprendre ses émotions et l'aider à retrouver un équilibre et un mieux-être réels.

Déjà mentionné plus haut, le Ministère des Anciens Combattants a mis en place un programme pilote en plaçant des animaux chez des vétérans afin d'analyser les avantages relatifs à l'utilisation de chiens et de chevaux pour traiter les militaires souffrant de stress post-traumatique.
Des documents d'information internes rédigés au cours des trois dernières années ont soulevé des doutes sur l'efficacité de cette méthode, faisant valoir qu'il y avait peu d'études scientifiques sur le sujet, et remis en question la capacité des vétérans à prendre soin des animaux.

Animal mediation is based on participation, experimentation and practice in an outdoor and naturalistic environment. This is why it is generally a more productive experience and has more of a therapeutic impact.

According to the pilot program led by "EAGALA Military Services Program" in the United States, In Texas, after only six sessions, veterans and their spouses reported a 60% improvement with their conjugal problems (physical and verbal violence, fights about finances, decisions about children's education, forgiveness and time spent together).

Animal assisted education can be used as a short term approach for soldier waiting to be re-deployed, or as a long term treatment aimed at helping soldiers reintegrate into civil life and their families lives. The relationship developed between a soldier and an animal opens the door to an understanding of their emotions and helps them to find a real balance and sense of well-being.

As previously mentioned, the Ministry of Ancient Combatants has put in place a pilot program, whereby they place animals in veterans homes in order to analyse the relative advantages of using dogs and horses to treat military members suffering from PTSD. Internal informative documents drawn up over the last three years have raised doubts about the effectiveness of this method, asserting that lack of scientific studies on the subject and putting into question the veteran's capacity to look after the animal

Ceci illustre d'un point de vue positif l'intérêt que commence à susciter l'utilisation des animaux pour aider les militaires blessés, mais démontre cependant que s'il est vrai que par sa seule présence l'animal induit des réactions chez la personne qu'il côtoie, un changement significatif ne peut avoir lieu que si on met en place une relation triangulaire entre l'animal, la personne concernée et le médiateur. Le médiateur accompagné de son animal se voit attribuer des qualités similaires à celui-ci : emphatique, disponible, sans préjugé, authentique, etc. ...C'est le travail d'équipe entre le médiateur et son animal qui amène la médiation animale à être avantageuse et efficace pour ces soldats.

Officiellement, l'aide animalière est reconnue dans les textes sur le handicap de la loi n° 2005-102 parue 11 février 2005, ce qui semble une avancée pour les professionnels concernés et les personnes handicapées.

Qu'en est-il pour nos soldats ?

Le 29 novembre 2013, le Chef d'état-major de l'Armée de Terre, le Directeur central du service de santé des armées (SSA) et le Président de Terre Fraternité, ont signé deux conventions à l'hôpital militaire Percy près de Paris. L'une entre le SSA et l'Armée de Terre, l'autre entre l'Armée de Terre et l'Association Terre Fraternité. Ces conventions assureront aux personnels militaires souffrant d'un syndrome post-traumatique lié au service une couverture complète de leurs frais médicaux, Terre Fraternité assurant le complément au-delà du remboursement forfaitaire.

From a positive point of view, this demonstrates a starting interest in the use of animals as an aid to injured soldiers, but also brings to light the fact that although the animal's presence alone is enough to induce a reaction in the person he sits beside, a significant change can only occur when a triangular relationship between the animal, the person concerned and the mediator has been put in place. The mediator, alongside their animal, can assign similar qualities such as: empathy, flexibility, non-judgement, authenticity... It is the team work between mediator and animal that makes animal mediation advantageous and effective for soldiers.

Aid animals are officially recognised in disability law n°2005-102 passed in 2005, which seems to be a step in the right direction for the professionals and handicapped concerned.

So what about our soldiers?

On 29th November 2013, the terrestrial army's chief of staff, the general director of the army health services (SSA) and the president of Terre Fraternite signed two conventions at the military hospital, Percy, near Paris. One between the SSA and the Territorial Army, and one between the Territorial Army and the Terre Fraternite Association. These conventions ensure that military personnel suffering from combat related PTSD will have their medical bills fully covered and Terre Fraternite ensures compensation beyond financial cost.

Saluons ce grand pas en avant dans la prise en charge institutionnelle et la reconnaissance de la blessure psychologique. Mais qu'en est-il des vétérans de guerre retournés à la vie civile ? Qu'en est-il de leur famille et entourage ? Et qu'en est-il des thérapies alternatives telles que la médiation animale et l'accès à celle-ci ? Pourquoi la bibliographie scientifique dans ce domaine reste-t-elle «pauvre» ?

Let us salute this huge step forward in the institutional management and acknowledgement of psychological injury. But what is there to be said of our veterans returning from the war back to civil life? What is there to be said of their families and entourage? What is there to be said of alternative therapies such as animal mediation? And what about their accessibility? Why does the bibliography of scientific research in this subject remain so "poor"?

Un mot sur
L'ASSOCIATION VIVRE A PLEIN TEMPS

"Les havres de paix et de résilience comme celui que tu animes sont d'autant plus les bienvenus vu l'époque"

Julien, Commissaire de Police

Cette association à but non lucratif a vu le jour en 2002. Fondée par Wanda Lee-Jones dans le but de créer un lieu de vie et d'accueil qui avait été agréée et conventionnée par le Conseil Général de l'Aude. De 2002 à 2010, elle avait pour mission principale l'accueil et la réinsertion de jeunes en grande difficultés âgés de 10 à 16 ans au moment de l'admission.

Le projet pédagogique autour de ces jeunes au sein de la structure était la médiation animale (chevaux et chiens) et le voyage.

L'association a été agréée par le C.R.O.S.M.S (Comité Régional de l'Organisation Sociale et Médico-Sociale) le 7 avril 2008, section sociale de personnes en difficulté sociale ou d'enfants relevant d'une protection administrative ou judiciaire.

En 2010, suite à une affiliation à la fédération Française d'équitation, l'association à obtenu l'agrément de la direction départementale de la cohésion sociale et de la protection des populations de l'Aude.

A word about
The Association « Vire à Plein Temps »
(Live to the fullest)

« Places of peace and resilience as the one you lead are all the more welcome in these times »

Julien, Police Captain

This non-profit organization was founded by Wanda LEE-JONES in 2002. Its aim was the creation of a place of life and welcome which had been approved and subsidized by the General Council of Aude. From 2002 till 2010, the association's main mission was the welcome and the reintegration of youth at risk from 10 to 16 years old at the time of their admission.

The educational project around these young people within the structure was the use of animal assisted education (horses and dogs) and travelling.

The association was approved by the C.R.O.S.M.S (Regional Committee of the Sociale and Medico-Sociale Organisation) on April 7th, 2008, social section for youth at risk or children being of an administrative or judicial protection.

In 2010, further to a membership in the French federation of riding, the association obtained the approval of the departmental direction of the social cohesion and the protection of the populations of Aude.

Forte de son succès et du taux de réussite, en août 2010, le lieu de vie et d'accueil a pris fin pour offrir ces nouveaux services d'éducation assistée par l'animal à un public plus diversifié. Elle décida de faire bénéficier son expérience et son savoir faire à tous.

En 2012, grâce à la détermination de Vanessa et Wanda Lee-Jones, le programme spécialement dédié au SPT de guerre vit le jour.

Depuis sa création, L'association Vivre à Plein Temps est intervenue dans des écoles avec leur programme de prévention contre les morsures de chiens. Dans des EPHAD avec leur programme d'aide Alzheimer. Elle a reçu des soldats (légion étrangère, Gendarmerie, Armée britannique) dans le cadre du programme SPT

Et elle continue également son travail d'aide auprès des enfants en situations difficiles.

Pour la réussite des divers programmes d'aide, l'Association est basée dans le sud/ouest de la France, proche de Carcassonne sur un domaine d'environ 12 hectares où y vivent harmonieusement plus d'une quarantaine d'animaux.

www.vivreapleintemps.com
www.vanessaleejones.com
Fb : association vivre a plein temps

Tous les bénéfices de la vente de ce livre seront directement reversés à l'Association Vivre à Plein Temps.

Strong of its success and high rates, in August, 2010, the Live-in structure came to an end to offer new educational services. Animal assisted education was opened to a more diversified public by sharing experience and knowledge to all.

In 2012, thanks to the determination of Vanessa and Wanda LEE-JONES, the program specially dedicated to PTSD soldiers and veterans saw light.

Since its creation, the association "Vivre à Plein Temps" has intervened in schools with their dog bite prevention program. In Residential homes with their aid Alzheimer program. It's also received several soldiers (Foreign Legion, French Gendarmerie, and British Army) within their Aid PTSD program and it also continues the work of helping youth at risk.

For the success of all their aid programs, the association is based in the south/west of France, close to Carcassonne on a 12 hectares property, where lives harmoniously more than forty animals.

www.vivreapleintemps.com
www.vanessaleejones.com
fb: association vivre a plein temps

All the profits from the sale of this book will be directly donated to the Association « Vivre à Plein Temps »

Editeur: BoD – Books on Demand
12/14 rond-poind des Champs Elysés, 75 008 Paris
Impression: BoD – Books on Demand, Allemagne

ISBN: 978-2-3221373-9-8

Dépot legal : Janvier 2017